본제의학 질병원리 1

# 암의 진단과 치유

구선 지음

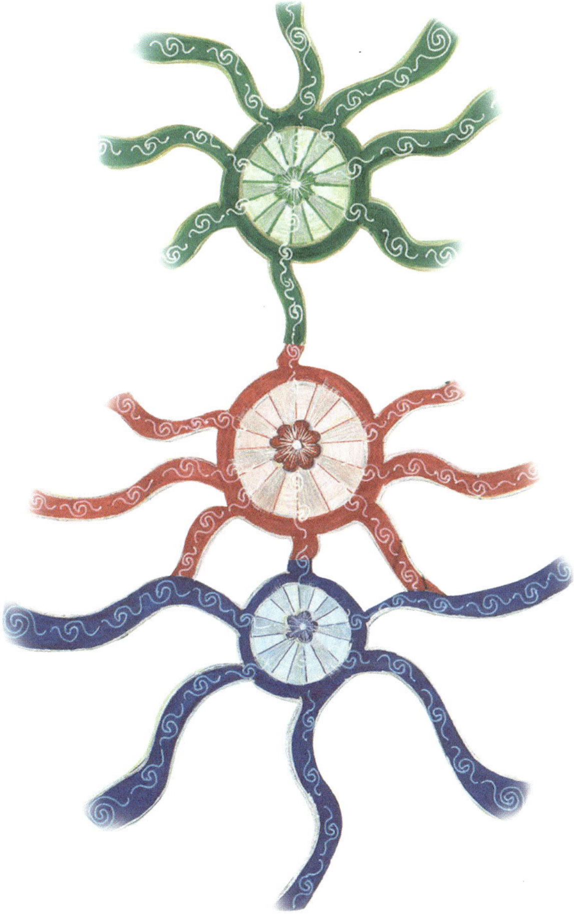

# 머리말

1993년, 그 해 처음으로 유방암 환자를 치료했다.
그 후로 수많은 환자들을 만나면서 울고 웃는 세월을 지내왔다.
의학을 연구하면서 행복했던 시간들이 많았다.
특히 새로운 치료 원리를 발견하고 환자들에게 도움이 되었을 때가 가장 행복했다.
지난해에는 그동안 연구했던 자료들을 모아서 "본제의학 원리"를 출간했다.
본제의학 원리에서는 진단 원리와 치료 원리를 주로 다루었다.
이 책은 본제의학 원리 중 질병 원리의 시작이다.
질병 원리에서는 약 300여 종류의 난치병에 대한 진단법과 치료법이 제시될 것이다.
질병 원리의 시작을 암으로 설정한 것은 두 가지 이유 때문이다.
첫째는 현대의학의 기술적 한계성을 타파해 주기 위해서이다.
암은 국소적 질병이 아니다.
암은 몸 전체에서 일어나는 포괄적 질병이다.
현대의학이 암 치료에 한계성을 갖게 된 것은 암을 국소적 관점에서 바라보기 때문이다. 어찌 보면 암이 포괄적 질병이라는 것을 이미 알고 있으면서도 그 상태를 진단하고 치료하는 방법을 모르기 때문에 생겨난 한계성일 수도 있다.
이 책에서는 그러한 한계성을 극복할 수 있는 방법을 구체적으로 제시했다.
암이 생겨나는 원인과 암을 진단하는 방법, 전이를 차단하고 치료하는 방법을 구체적으로 제시했다. 특히 암이 시작된 부위를 진단하는 방법을 구체적으로 제시했다.

질병 원리의 첫 번째 주제로 암을 다룬 두 번째 이유는 코로나바이러스의 감염으로 생기는 새로운 유형의 암 때문이다.
작년 5월 미국 샌프란시스코 대학에서 발표한 코비드19의 감염 양태에 대한 연구 논문이 있었다.
한국에서는 SBS 뉴스에서 이 기사를 다루었다.
한 논문에 의하면, 코로나바이러스가 세포 안에서 분열하고 나면 세포 바깥으로 나오지 않고 세포 안에서 촉수를 뻗어 옆의 세포를 감염시킨다는 것이다.
그래서 코로나바이러스를 좀비 바이러스라고 부른다는 것이 보도의 내용이었다.
이 보도를 접하고 나서 깜짝 놀랐다.
코로나바이러스의 감염 양태가 암의 전이 양태와 똑같았기 때문이다.
그동안 진단했던 몇 분의 환자들이 수두바이러스로 인해 암에 걸린 경우가 있었다.
폐암이나 자궁암, 방광암 환자 중에 이런 경우가 있었다.
수두바이러스도 코로나바이러스다.
하지만 코비드19에 비하면 진화가 덜 된 원시 수준의 바이러스이다.
그런 수두바이러스도 암을 생기게 한다.
코비드19는 수두바이러스보다 월등히 강한 전염력을 갖고 있고 치명률 또한 훨씬 더 높다.
그런 코비드19가 암으로 변환되면 어떤 일이 벌어질까?
상상하기도 싫은 끔찍한 재앙이 벌어질 것이다.

그런 재앙을 미연에 방지하는데 도움을 주고자 질병 원리의 첫 번째 주제를 암으로 정했다.
책 내용 중에 수두바이러스가 신장암이 된 사례를 다루었다.
유심히 살펴보시기 바란다.

암이 생기는 최종적인 원인은 세포 간에 이루어지는 통신의 단절이다.
바이러스나 세균, 환경호르몬이나 스트레스 등은 세포 통신을 단절시키는 한 가지 원인일 뿐이다.
이 책에서는 세포 통신이 차단된 자리를 찾아내는 진단법들을 구체적으로 제시했다.

암의 치료는 단시간에 이루어지지 않는다.
특히 재발하지 않으려면 발원처 치료가 함께 이루어져야 한다. 발원처 치료가 이루어지려면 최소 3년 이상 사후 관리를 해야 한다.
사후 관리의 핵심은 데드 싸인에 빠지지 않는 것이다.
데드 싸인이란 심리적 성향과 환경, 주변 사람들과의 관계로 인해 생겨나는 고착화된 습성이다.
환자가 데드 싸인에 빠지게 되면 어떤 경우라도 발원처의 상태가 개선되지 않는다. 그 결과로 암이 재발한다.

이 책에서는 데드 싸인의 사례와 그것에 대처하는 방법에 대해서도 상세하게 설명했다.
참조해 주시기 바란다.
암은 불치병이 아니다.

상황에 따라서는 감기보다도 더 빠르게 치료된다.
지금까지 치료된 대부분의 사례들을 보면 환부의 암이 사라지는 것은 3개월을 넘지 않았다.
다만 그런 치료가 이루어지기 위해서는 치료시기를 놓치지 말아야 한다.
걸을 수 있고 반듯하게 누워서 손가락 발가락을 움직일 수 있다면 어느정도 전이가 되었더라도 치료될 수 있다.

암으로 고초를 겪고 있는 수많은 환우들을 위해 부족하나마 작은 정성을 바친다.

# 차 례

## 본제의학 질병원리

## 1. 질병이 생기는 원인

질병이 생기는 원인을 논하자면 먼저 질병이 무엇인지를 알아야 한다.
질병이란 생명현상이 원활하게 작동하지 못하는 상태를 말한다.
생명현상은 몸과 마음, 에너지로써 이루어진다.
때문에 생명현상이 원활하게 작동하지 못한다는 것은 이 세 가지 작용이 원만하게 이루어지지 못하는 것이다.

몸은 공간이다.
마음은 정보이다.
생명은 공간과 정보, 에너지로 이루어진 하나의 현상이다.
생명현상에 이상이 생기는 것이 질병이라면, 질병의 원인을 공간과 정보와 에너지의 관점에서 들여다봐야 한다.
생명활동이 원활하지 못한 원인은 크게 세 가지이다.
첫째가 내부적 원인이다.
둘째가 외부적 원인이다.
셋째가 복합적 원인이다.

질병을 유발하는 내부적 요인은 수천수만 가지가 있다.
하지만 그 많은 원인들을 함축해 보면 세 가지로 요약된다.
몸 공간을 이루고 있는 세포 구조물의 훼손, 에너지적 불균형과 부조화, 정보교류의 단절이 그것이다.
질병을 유발하는 외부적 요인은 세균이나 바이러스의 침해나 물리적 충돌로 인한 육체 구조물의 훼손이다.

그중 세균이나 바이러스의 침해는 체백과 혼성의 교류가 수반된다.

체백과 혼성이 지배하는 유전형질은 두 개의 문을 갖고 있다.
이 두 개의 문은 세포나 세균 바이러스가 똑같이 갖고 있다.
한 개의 문은 긍정적 유전자를 오픈시키는 문이다.
또 한 개의 문은 부정적 유전자를 오픈시키는 문이다.
세포의 유전자 중 부정적 유전자가 오픈되면 질병이 생긴다.
질병이 생길 때는 공간적, 에너지적, 정보적 조건이 영향을 미친다.
이때 그 조건의 원인으로 작용하는 것이 체백과 혼이다.

※ 체백 : 세포 공간의 형태적 틀을 유지하는데 관여하는 극미세 미생물.
영혼 상태의 몸이 육체 상태로 변화될 때 혼을 이루고 있는 물질 입자들을 결속시켜서 세포 구조물을 만든 미생물이다.
동양에서는 영, 혼, 백으로 표현하고 서양에서는 "소마티드"라고 부른다.

※ 혼 : 영의 몸을 갖고 있던 생명이 생명 공간에서 물질 공간으로 이주해오면서 갖추게 된 물질 입자의 몸. 세포 이전 상태의 몸이며 감정이 생기는 원인이다.
세포로 이루어진 육체 안에는 삼혼이 존재한다. 선천혼, 유전혼, 습득혼이 그것이다.
선천혼은 수정란에 깃들기 이전의 혼이다.
습득혼은 양분의 섭취나 감정교류를 통해 습득되는 혼이다.

바이러스나 세균이 몸 안에 들어올 때도 유전형질 간에 접속이 이루어진다.
유입혼백에 저항성을 갖고 있는 세포는 바이러스나 세균이 들어올 때도 똑같이 저항한다.

※ 유입혼백 : 외부에서 세포 구조물 안으로 유입된 혼과 체백.

이때의 저항도 단계적으로 일어난다.

첫 번째 단계가 자기장이다.
이는 골수의 유동성과 피질척수로의 활성화로 생겨난다.

둘째 단계가 전기장이다.
이는 피부의 생체 전기가 만들어 내는 방어막이다.
피부에는 최대 150mV의 생체 전기가 흐르고 있다.
이 생체 전기로 바이러스에 대한 침해를 막는다.
바이러스는 직류 145mV에서 사멸된다.
피부 생체 전기로는 세균을 차단하지 못한다.
세균은 직류 250mV에서 사멸되기 때문이다.

셋째 단계가 면역세포이다.
면역기전에 의해 세균과 바이러스를 방어한다.

넷째 단계가 유전 접속의 차단이다.
균이나 바이러스가 면역세포의 공격에서 살아남으면 세포의 유전형질과 접속을 이룬다.

이는 그들의 세포를 지배하고 있는 선천백과 유전혼의 본능이 작용해서 생기는 현상이다.

※ 선천백 : 수정란 상태에서 육체 형성에 관여했던 백. 영혼과 함께 수정란에 들어온다.

※ 유전혼 : 부모의 유전자에 내재되어 있던 혼.

세균이나 바이러스가 세포와 유전적 접속을 이룰 때 부정적 유전자가 오픈되어 있으면 그것은 병의 원인이 된다.

반대로 긍정적 유전자가 오픈되어 있으면 접속이 되어도 병원이 되지 않는다.
오히려 공생관계가 된다.
세포 안에는 수많은 종류의 미생물들이 공생관계를 유지하고 있다.
그들로 인해 세포 대사가 이루어진다.

세포로 침입한 세균이나 바이러스가 긍정적 유전자를 오픈시키도록 하는 원인 또한 세포 내부를 이루고 있는 환경에 있다.
즉 공간 상태와 에너지 상태, 그리고 정보교류의 상태에 따라 달라지는 것이다.
세포의 공간 상태에 영향을 미치는 것이 세포 내부와 외부 간의 양자적 관계이고 에너지 상태에 영향을 미치는 것이 생체 전기와 초양자 생성 체계이다.
정보교류에 영향을 미치는 것이 생체 전기와 양자 공명, 초양자 방출이다.
세포 내부에 초양자 생성이 원만하게 이루어지고 초양자 방출이 주기적으로 이루어지면 세균이나 바이러스를 지배하는 체백들이 긍정적인 호응을 하게 된다.
그 결과로 긍정적 유전자를 오픈시킨다.
세포가 50mV의 전기를 인지질에 충전하고 있으면 주변 세포와 통신을 하게 된다.
그렇게 되면 세포 공조 체계가 원활하게 이루어져서 육체 구조물 전체가 균형을 이룬다.
세포가 50mV를 충전하기 위해서는 최소한 100mV의 전기에너지를 상시적으로 유지할 수 있어야 한다.
세포막의 안과 밖 간에 양자적 균형이 깨어지면 세포 내부의 공간 균형이 깨어지고 영양을 흡수해 들이는 이온채널이 훼손돼서 양분 공급이 막히게 된다.
또한 주변 세포와 막간 거리를 정상적으로 유지하는 것이 어려워진다.
이렇게 되면 세포 간의 통신도 단절되고 미네랄도 결핍되어 세포 대사가 정상적으로 이루어지지 못한다.
이런 상태에서는 세균이나 바이러스가 부정적 유전자를 오픈시킨다.
생명활동이 원활하게 진행되지 못하도록 하는 세 번째 원인인 복합적 원인은 내부적 원인과 외부적 원인이 함께 작용하는 것이다.
이 경우에는 세포의 단계적 방어 체계가 작동하지 못하고 세균이나 바이러스도 부정적 유전자를 오픈시킨다.
대부분의 큰 질병들은 이 경우에 발생한다.

생명은 공간, 에너지, 정보의 조건이 어떤 관계성을 갖는가에 따라서 전체성을 띠기도 하고 개체성을 띠기도 한다.
또한 영의 상태로 머물기도 하고 혼이나 육체의 상태로 변화되기도 한다.
질병과 건강 또한 이 세 가지 요소의 관계성으로 생겨난다.
불균형과 부조화는 질병을 야기하고, 균형과 조화는 건강을 유지시킨다.
공간은 에너지, 진동, 주파수로 이루어져 있다.
에너지는 초양자, 양자, 전자기적 성향을 갖고 있다.
정보는 의식 정보, 감정 정보, 의지 정보, 유전 정보, 근본 정보로 이루어져 있다.

공간은 생명 공간, 물질 공간, 에너지 공간의 형태를 갖고 있다.
어떤 형태의 공간이라도 에너지, 진동, 주파수로써 그 형태와 틀을 유지한다.
공간은 상황에 따라 전체성과 개체성을 갖게 된다.
개체 공간을 몸이라고 하고, 전체 공간을 우주라고 한다.
공간의 형질을 구분하는 척도는 공간을 구성하고 있는 바탕 매질의 상태이다.
공간은 에너지와 물질로서 바탕 매질을 이룬다.
생명공간은 순수한 초양자 에너지로 이루어져 있다.
물질 공간은 초양자 에너지와 양자 에너지, 전자기 에너지가 중첩된 형태로 이루어져 있다.

초양자 에너지는 생명의 본성에서 생성된다.

때문에 초양자 공간이 형성되는 모든 공간에서 생명성이 나타난다. (생명성 : 본성 · 각성 · 운동성 · 나눠지고 합쳐지는 변화성 · 자가 증식성 · 자기 주도성 등)
초양자 에너지는 물질 공간과 생명 공간을 포괄하면서 여래장 공간, 공여래장 공간, 현상 우주 공간 전체에 펼쳐져 있다.
모든 공간은 초양자 에너지를 바탕으로 해서 형성된다.
여래장의 중심에서부터 여래장의 끝자락까지 초양자 공간으로 이루어져 있다.
초양자 공간이 어떤 정보를 내재하고 있느냐에 따라서 양자 공간과 전자기 공간이 생성된다.
개체를 이루는 몸의 관점으로 보면 초양자 공간은 '영'이고 양자 공간은 '혼'이며 전자기 공간은 '육체'이다.
우주적 관점으로 보면 '암흑에너지 공간' '암흑물질 공간' '물질 공간'으로 구분할 수 있다.

공간에 내재되는 정보는 인식 작용을 수반해서 이루어지는 경우가 있고 파동과 주파수만으로 이루어지는 경우가 있다.
대부분의 생명공간에는 인식 작용이 수반된 형태로 정보가 내재된다.
이렇게 내재된 정보는 그 생명의 의식과 감정이 된다.
진동과 주파수만으로 내재된 정보는 저장성과 기록성만 갖게 될 뿐 의식이나 감정처럼 능동적 의도성을 갖지 못한다.
대부분의 물질 공간에 기록된 정보들이 이와 같은 성향으로 내재되어 있다.

정보가 공간에 저장될 때는 특정된 정보 값을 갖고 있다.

정보 값은 주파수와 진동으로 이루어져 있다.
에너지나 물질을 매질로 이루어진 공간에 정보가 저장되면 공간의 고유진동수가 변화한다.
때론 높아지기도 하고 때론 낮아지기도 하는데 대부분의 경우 높아진다.
공간에 저장된 정보는 정보 값이 지니고 있는 진동과 주파수로 공간 형질의 변화를 일으키는 원인이 된다.
초양자 공간에 특정 정보가 내재되어 공간의 고유진동수가 높아지면 그때 양자 공간이 생겨난다.
양자 공간은 에너지의 파동성과 물질의 입자성이 동시에 존재하는 공간이다.
즉 초양자 에너지로 이루어진 에너지와 전자기로 이루어진 물질이 공존하는 공간이라는 말이다.
양자 공간에 정보가 누적되고 공간의 고유진동수가 높아지면 전자기 공간이 생겨난다.
전자기 공간 안에는 초양자 공간과 양자 공간이 중첩되어 있다.
전자기 공간에서 전자기를 여기시키면 양자 공간이 나타난다.
양자 공간에서 고유진동수를 낮춰주면 초양자 공간이 나타난다.
전자기 공간 안에 양자 공간과 초양자 공간이 중첩되어 있는 것은 특정한 관계성으로 이루어져 있다.

공간이 갖고 있는 이러한 관계는 생명 공간과 물질 공간이 서로 다르다.
즉 의도적 능동성으로 공간의 고유진동수를 자율적으로 조절할 수 있는 생명 공간과 기록성과 저장적 수동성으로 주변 환경의 변화에 따라 공간의 고유진동수가 변화되는 물질 공간은 세 종류의 공간 간에 서로 다른 관계성으로 중첩되었다는 것이다.
치유의 관점에서 생명공간을 다루는 것은 물질 공간을 다루는 것과 서로 달리해야 하는 것이 바로 이런 이유에서이다.
생명공간 안에서 전자기와 양자, 초양자 간의 관계는 원자단위에서부터 세포단위에 이르기까지 똑같은 패턴으로 이루어진다.
생명의 건강은 공간을 이루고 있는 세 종류 에너지의 관계성에서 만들어진다.
물질의 고유 형질이 지속되기 위해서는 양자성과 초양자성, 전자기성 간에 지나친 간섭이 없어야 한다.
또한 전자기성이 초양자성을 차단시켜도 안된다.
양자성도 마찬가지이다.
양자적 균형이 훼손되면 초양자와 전자기 간에 관계가 부조화스럽게 된다.
세포 구조물을 놓고서 세 종류 에너지의 상태를 측정할 수 있는 도구를 개발해야 한다.
그것을 진단기로 활용하면 에너지간의 부조화로 야기되는 질병들을 진단할 수 있다.

건강한 상태의 생체 전기는 최대 850mV이다.
이는 뇌척수액과 미네랄 반응으로 생성된다.
신경전도에 쓰이는 생체전기는 최대 130mV이고, 피부 표면은 최대 150mV를 유지한다.
육체의 생체전기가 15mV 이하로 떨어지면 신경전도 장애를 유발하고 유전자 공명을 차단한다.
이 상황에서 수많은 질병이 생겨난다.

건강한 상태의 초양자 파장은 너무 길어도 안되고 너무 짧아도 안된다.
너무 길면 세포수명이 짧아진 것이고 너무 짧으면 전자기가 지나치게 강한 것이다.
적외선 측정기로 초양자 파장을 측정한다.
초양자 파장은 짧아도 병이 되고 길어도 병이 된다.
초양자 파장을 측정해서 정상상태에 대한 표준 매뉴얼을 만들어 두면 그것을 근거로 진단과 치료를 함께 할 수 있다.

육체는 상하 다섯 영역으로 나누어진 양자 영역으로 이루어져 있고 그 다섯 영역이 앞뒤 좌우로 구분돼서 양자 공명을 이룬다. 그 상태를 진단하는 방법이 체감각 진단, 뇌척수로 진단, 발성 진단, 심진, 기진 등이다.

## 2. 암의 진단과 치료

### (1) 암이 생기는 원인

암을 유발할 수 있는 원인은 다양하다.
하지만 그 모든 원인이 한 가지 결과로 귀일된다.
바로 암세포의 출현이다.
암을 치료하려면 암세포의 생태적 습성을 알아야 하고 암세포가 생겨나는 육체 내의 환경을 알아야 한다.

몸을 이루는 모든 세포는 전자기적 공명을 통해 서로간의 정보를 교환한다.
각각의 세포가 갖고 있는 유전정보가 일정한 세기의 생체 전기와 의식이 만들어내는 주파수에 공명하면서 유전정보를 공유하는 것이다.
몸의 세포들은 15mV 이상의 생체 전기를 통해 유전정보를 송수신한다.
만약 생체 전기의 세기가 15mV 이하로 떨어지면 세포 간 통신이 단절되거나 부분적 공명만 일어나게 된다.

의식이 만들어내는 주파수가 임계 범위 이상으로 변화를 일으키면 세포는 그 주파수에 대응할 수 있는 능력을 상실한다.
의식의 주파수는 무대 위에 흐르는 음악과 같다.
세포는 그 음악에 맞추어서 춤을 추는 무용수다.
음악의 템포가 갑작스럽게 정도 이상 변화를 일으키면 세포는 그 음악에 맞추어서 춤을 추지 못한다.
이런 상황이 되면 몸은 극도의 스트레스 상황에 처해지게 되고 세포들은 다량의 스트레스 호르몬을 분비하게 된다.
그 결과로 세포 간 통신이 단절되면서 고립된 세포들이 생겨난다.
몸을 이루는 세포들은 다섯 영역으로 나누어진 고유 영역을 갖고 있고 수정란 당시 출신지에 따라서 서로 공명하는 체계가 다르다.
외배엽 출신은 그들끼리 연결된 특화된 통신채널을 갖고 있고 중배엽이나 내배엽 출신들도 마찬가지이다.

대부분 같은 기능성을 공유하면서 몸을 이루는 구성원이 되지만 때로는 서로 다른 기능성의 영역에 들어가 있으면서 세포 통신의 안테나 역할을 한다.
우리 몸은 머리에서부터 발끝까지 다섯 개로 나누어진 고유 영역을 갖고 있다.
머리 부위의 세 영역, 몸통부와 천골부가 바로 그것이다.
이렇게 다섯 영역으로 나누어진 몸은 뇌척수로와 척수뇌로를 통해서 구심적, 원심적 연결성을 유지한다.
만약 뇌척수로 경로상에 이상이 발생하면 다섯 영역의 연결이 원활하게 이루어지지 못한다.
그 결과로 야기되는 것이 세포 간 유전 공명의 차단이다.

몸의 다섯 영역에는 수정란 상태에서부터 같은 배엽 출신의 세포들이 특정 영역을 점유한 채로 포진해 있다.
그러면서 신경 경로를 통한 유선적 정보교류와 유전자 공명을 통한 무선적 정보교류를 행한다.
만약 생체 전기가 플러스 마이너스 15mV 이하로 떨어지면 이 공명 체계가 깨어져서 유전적으로 소외된 상태에 처해지게 된다.
이 과정에서 암세포가 생겨난다.
암세포의 상태는 크게 세 단계로 구분된다.
첫 번째는 줄기세포와 가까운 형질을 갖고 있는 상태이다.
두 번째는 줄기세포와 성체세포의 기질을 반반 갖고 있는 상태이다.
세 번째는 성체세포적 성향에 가까운 상태이다.
대부분의 암세포는 두 번째 상태의 성향을 갖고 있다.
암세포는 어떤 상태로 존재하던지 성장이 멈춰지고 왜곡된 세포이다.
다른 표현으로 하면 정상 세포보다 성장이 덜된 세포라는 말이다.
암세포가 이와 같은 성향을 갖게 된 것은 정상 세포로 완전하게 성장하기 전에 유전적 공명이 차단되었기 때문이다.
유전적 공명이 차단된 암세포들은 독자적인 패턴으로 성장하면서 다른 정상 세포와 비교되는 유전적 특이성을 갖게 된다.

암이 생겨나는 초기 원인은 여러 가지가 있다. 하지만 최종적인 원인은 세포 간에 이루어지는 신호체계의 단절이다.
몸을 이루고 있는 60조 개의 세포들은 독립된 전자기장 안에서 서로가 갖고 있는 유전 정보와 인식 정보, 기록 정보를 교환한다.
이때 쓰이는 것이 생체 전기이다. 인체는 850mV의 생체 전기를 생성하고 최대 150mV의 생체 전기가 운용된다.
만약 인체의 생체 전기가 15mV 이하로 떨어지면 세포 간 통신이 단절된다.
통신이 단절돼서 정보교환이 이루어지지 않는 세포들은 밖으로는 면역 세포로부터 공격의 대상이 되고 안으로는 비정상적인 호르몬을 분비하면서 분열 구조로 유전사가 오픈된다.
이 과정에서 세포 대사에 이상이 생겨나고 정상 세포들이 암세포로 변화된다.
세포 통신이 이루어지는 방식은 세 가지가 있다.
첫째가 신경 경로를 활용하는 방식이다.
둘째가 호르몬을 활용하는 방식이다.
셋째가 공명을 활용한 방식이다.

몸을 이루고 있는 신경은 대뇌에서부터 척수 말단까지 좌우 18경로, 상하 44개의 분절로 이루어진 뇌척수로 경로와 좌우 약 90개의 다발로 이루어진 말초신경으로 이루어져 있다.
이 신경들이 120mV의 생체 전기를 통해 신호전달을 담당한다.
만약 신경 경로가 훼손되거나 생체 전기가 15mV 이하로 떨어지면 신경 경로를 통해 이루어지는 세포 통신이 단절된다.
그 상태가 18개월 이상 지속되면 암세포가 생겨난다.
인체 내의 호르몬 분비 체계는 크게 세 가지로 나누어진다.
첫째가 뇌척수로 경로별로 이루어지는 신경전달물질이다.
둘째가 의식과 감정 상태에 따라 만들어지는 신경조절물질이다.
셋째가 세포가 자기 의도를 표현하기 위해 만들어 내는 언어로서의 물질이다.

세포 통신이 원활하게 이루어지기 위해서는 위의 세 가지 호르몬이 적절하게 분비되어야 한다.
만약 특정 호르몬이 과도하게 분비되거나 부족하게 분비되면 세포 통신이 단절된다.

세 가지 경로의 호르몬 분비 체계를 담당하는 각각의 주요 기관과 계통이 있다.
뇌척수로 경로의 경우는 각 경로의 시발점이 되는 대규모 신경핵의 집단이 호르몬 분비기관이다.
그 주요 부위가 대뇌피질과 소뇌 그리고 망상체 영역이다.
의식과 감정 경로에 따라 분비되는 호르몬의 경우는 대뇌 연합령과 대뇌변연계 그리고 장부가 호르몬 분비 기관이다.
정신 계통의 호르몬 중에서 의식과 연관된 호르몬들은 대부분이 뇌척수로 경로에서 분비되는 호르몬이다.
왜 그런가 하면 뇌척수로경로가 의식이 발현되고 내장되는 경로이기 때문이다.
세포 언어체계로 쓰이는 호르몬의 경우는 뇌하수체와 송과체를 기반으로 하는 시상하부와 망상체 영역이 호르몬 분비 기관이다.
이 경우에도 뇌척수로 호르몬 분비기관과 서로 공유되는 부위가 있다.
그곳이 바로 망상체이다.

이렇듯 세포의 호르몬 분비 체계는 씨줄과 날줄로 서로 엮어져 있다.
그러면서도 적절한 균형관계를 유지하면서 세포 공동체로서의 몸을 유지하고 운영해 간다.
호르몬 분비의 균형이 깨지면 그 결과로 나타나는 일차적인 증상이 정신질환과 운동장애 그리고 면역체계의 혼란이다.
암은 그 결과로 나타나는 최종적 질병이다.
인체에는 호르몬 분비의 균형을 유지해 주는 신경과 기관, 신경조절물질이 있다.
그것이 바로 삼차신경과 육부, 세로토닌이다.
삼차신경은 생체 전기 생성 기능을 통해 뇌와 척수에 생체 전기를 공급해 주면서 세로토닌 분비 체계를 조절한다.
이 기능을 통해 삼차신경은 인식, 기억, 표현으로 이루어지는 대부분의 정신활동에서 조율자의 역할을 한다.

육부는 세로토닌을 생성하는 공장이다.
특히 위장, 소장, 대장은 몸에서 쓰이는 세로토닌의 80%를 생산한다.
육부의 세로토닌 생산공정은 이빨에서 만들어지는 생체 전기가 동력원이다.
이빨이 저작 활동을 하면서 생체 전기를 만들어 내면 삼차신경이 그 전기를 받아들여서 중추신경 전반에 공급해 주고 자율신경을 통해 육부에 공급해 준다.
육부는 이렇게 공급되는 생체 전기를 활용해서 세로토닌 생성 효소를 합성시킨다.
이렇게 만들어진 세로토닌은 여타의 다른 신경조절물질의 분비가 균형 있게 이루어지도록 하는 기능을 한다.
이빨의 저작 활동으로 만들어지는 생체 전기는 350mV ~ 850mV이다.

이빨이 부딪치면서 뼈의 압전효과로 만들어지는 생체 전기는 약 350mV이고 저작운동 시 뇌실의 진동으로 인해 뇌척수액이 흔들리면서 만들어 내는 생체 전기가 최대 850mV이다.
만약 이빨이 빠지거나 삼차신경의 기능성에 문제가 생기면 생체 전기 생성 기능에 이상이 생긴다.
그렇게 되면 세포 호르몬 분비 체계가 전체적으로 균형을 잃어버린다.
그 결과로 나타나는 것이 중추신경계 질환과 면역 질환 그리고 유전적 질환이다.
암은 이 세 가지 질환의 복합적 산물이다.

참고로 눈의 시각 경로가 작동하면서도 약 120mV의 생체 전기가 만들어진다.
눈에서 만들어진 생체 전기는 시각 경로 중 중뇌상구로 전달되고 그 과정에서 송과체를 자극한다.
송과체는 멜라토닌을 생성해서 세로토닌 분비를 촉진시키는 기능을 한다.

세포 통신의 세 번째 방식인 공명 체계는 생체 자기장과 생체 전기장의 호환으로 이루어진다.
생체 자기장은 골수의 흐름과 혈액의 순환으로 생겨난다.
혈액은 심장의 박동과 환원 전자의 치환으로 만들어지는 전자기 약력으로 흐름을 유지한다.
그에 반해 골수는 뼈에 가해지는 진동과 압력으로 흐름이 생겨난다.
골수가 뼈의 내막을 타고 흐르게 되면 그때 생체 전기가 생성된다.
골수의 흐름이 정체되면 생체 전기의 생성이 원활하게 이루어지지 않는다.
골수의 생체 전기 생성 기능에 이상이 생기도록 하는 세 가지 원인이 있다.
첫째는 골수의 온도 저하이다.
둘째는 골수의 영양 상태이다.
셋째는 부갑상선 호르몬 분비 체계이다.
골수의 온도가 떨어지면 골수의 밀도가 높아진다.
그 결과로 골수의 흐름이 정체된다.
이런 경우는 체온이 떨어져 있다.
여름에도 추위를 탈 정도로 몸이 냉해져 있는데, 이런 사람들은 대부분 자율신경 균형이 깨어진 상태다.
교감신경 항진력이 극도로 떨어져 있다.
골수의 흐름이 정체되면 골수 내 전자이동이 둔화된다.
그 결과로 생기는 것이 자기장과 전기장의 약화이다.
이 경우에도 생체 전기가 15mV 이하로 떨어지면 세포 통신이 단절된다.
또한 자기장을 기반으로 해서 이루어지는 세포 공명이 현저하게 약화된다.

몸은 크게 다섯 단계로 나누어진 공명 영역을 갖고 있다.
이것을 체감각계라 부른다.
피질척수로를 기반으로 해서 머리의 삼차 신경과 안면 신경, 몸통의 체성 신경과 자율신경이 연계해서 만들어지는 몸의 체감각계는 머리의 두부 체감계와 몸통의 신체 체감계로 이루어진다.
이 중 두부 체감계는 세 영역으로 나누어지고 몸의 신체 체감계는 흉부와 천골부 두 영역으로 나누어진다.
골수의 흐름이 정체되고 생체 전자기장이 약해지면 체감각계를 이루고 있는 다섯 영역의 세포들 간에 공명이 단절된다.
이 상태가 정도 이상 길어지면 암세포가 생겨난다.
암의 진단이나 원인 치료를 하기 위해서는 체감각 상태가 어느 영역에서 단절되어 있는지를 진찰할 수 있어야 하고 그것을 복원시켜줘야 한다.

골수의 영양이 부족하면 골수 내 환원 전자의 수가 줄어든다.
그렇게 되면 전자 운동이 이루어지더라도 자기장이 약해진다.
골수 내 환원 전자는 줄기세포를 만들어내는 에너지원이다.
이화와 동화작용에도 쓰이고 줄기세포가 성체세포로 성장할 때도 쓰인다.
골수 내 환원 전자의 부족은 면역세포나 조혈세포 형성에 결정적인 장애를 유발한다.
또한 세포 내 부정적 유전자를 촉발시키는 가장 큰 원인이다.
그 결과로 나타나는 것이 각종 면역 질환과 혈액 질환이다.
암세포도 이 과정에서 만들어진다.
골수에 환원 전자를 공급해 주려면 환원 식품을 섭취해야 한다.
하지만 요즘의 먹거리에는 환원 전자가 부족하다.
이 한계를 극복하기 위한 몇 가지 대안이 있다.
첫째는 환원 농법의 보급이다.
환원 농법이란 미생물을 활용해서 식물에 환원 전자를 공급해 주는 농법이다.

둘째는 먹는 전자약의 개발이다.
전자약이란 전자를 생성해 내는 소재를 활용해서 세포에 직접적으로 전자를 공급해 주는 기기이다.
현재는 체내 삽입용과 체외 부착형 두 종류가 나와 있다.
이 기능을 먹는 것으로 확장시킨 것이 먹는 전자약이다. 이는 물로도 만들 수 있고 여러 종류의 식품으로도 만들 수 있다.

셋째는 고농도의 미네랄 요법이다.
메가 비타민 요법 등이 여기에 속하는데 이 경우에는 증상에 따른 처방이 필요하다.

갑상선호르몬의 분비가 저하되면 체온이 떨어지면서 골수의 온도도 떨어진다. 이렇게 되면 인체 자기장이 약해진다.
이런 상태에서 신경전도가 약해지면 부갑상선호르몬의 분비가 촉진되면서 파골세포가 활성화된다.
파골세포가 뼈를 부수고 나면 조골 세포가 형성되어 다시 뼈가 복구되어야 하는데 골수 온도가 떨어져 있는 상태에서는 조골 세포가 부실하게 생성된다.
뼈가 부서지고 다시 복구되지 않으면 그때 생겨나는 것이 골다공증이다.
골다공증이 생겨나면 혈관 또한 막히게 된다.
자기장을 유발하는 두 가지 원인인 혈액의 흐름과 골수의 흐름이 정체되면 세포 공명 체계가 극도로 와해된다.
그 결과로 생겨나는 것이 세포 간 정보소통의 단절이다.
치매나 중풍 대부분의 중추신경계 질환과 암은 이 과정에서 생겨난다.

## (2) 암의 전이 양태

암은 네 가지 전이 양태를 갖고 있다.
첫째 임파 전이 양태이다.
둘째 세포 전이 양태이다.
셋째 신경 전이 양태이다.
넷째 뼈 전이 양태이다.

### 1) 임파 전이 양태

암세포는 처해진 환경에 따라 필요한 기능을 갖춘 또 다른 형질의 세포로 변화하는 능력을 갖고 있다.
이는 암세포가 갖고 있는 줄기세포적 성향 때문에 일어나는 현상이다.
치료제에 대한 내성이나 막층을 투과해서 다른 장부로 전이를 일으키는 기능 또한 암세포가 갖고 있는 줄기세포적 성향 때문이다.
이런 암세포가 면역세포의 공격을 다발적으로 받게 되면 해당 면역세포에 대해 가장 효율적인 방어를 할 수 있는 형태로 변이를 일으킨다.
그런 다음 역으로 면역세포를 공격하면서 임파절까지 파고든다.
이 과정에서 임파 전이가 일어난다. 암으로 하여금 임파 전이를 일으키지 않도록 하려면 면역력을 최대 140% 이하로 조절해야 한다.
현대의 암 치료는 면역력을 극대화해서 암을 치료하려고 하기 때문에 오히려 임파 전이를 야기한다.
필자가 개발한 해령천다요법과 닥터도드리를 활용하면 자가면역력을 140% 이하로 관리할 수 있다.

## 2) 세포 전이 양태

암이 주변 세포로 전이되는 것은 주변 세포가 갖고 있는 전자를 탈취하기 위해서다.
암세포는 짧은 시간 내에 여러 번의 분열을 일으키기 때문에 세포막의 상태가 매우 불안정하다.
특히 중심부의 세포들이 더 불안정한 상태인데 이때 필요한 것이 다량의 전자이다.

암세포는 체계적이면서 단계적인 공격을 통해 주변 세포로부터 전자를 탈취한다.
처음에는 주변 세포에게 촉수를 뻗는다.
그런 다음 차단 호르몬을 분비해서 세포막을 감싼다.
주변 세포가 이런 상황에 처해지면 세포 통신이 단절되면서 유전적 공명이 차단된다.
그렇게 되면 주변 세포로부터 회복 에너지를 공급받지 못한다.
정상세포는 세포막의 인지질 안에 생체 전기를 충전하는 기능을 갖고 있다.
세포막 내부에 50mV 이상을 충전하고 있으면 주변 세포와 세포 통신을 하게 된다.
세포 통신이 이루어지면 병든 세포들이 새롭게 재생된다.
정상적인 몸의 상태에서는 하루에 5분 정도 세포 통신이 일어난다.
암세포들은 정상세포들 간에 이루어지는 세포 통신을 단절시킨 다음 전자를 탈취해 간다.
암세포에게 전자를 빼앗긴 정상세포는 잠재적인 암세포로 남게 된다.
후에 여건이 조성되면 언제든지 새로운 암세포로 전환된다.

암세포가 갖고 있는 세포전이적 성향을 차단시키기 위해서는 외부로부터 암세포가 필요로 하는 전자를 공급해 주어야 한다.
그렇게 되면 암세포는 주변 세포를 공격하지 않고 안정된 상태를 유지한다.
암세포에게 전자를 공급해 주면 다른 막으로 전이되었던 암들도 원발인자로 거두어진다.
모든 암세포가 전자 제공원으로 집중되는 특이 현상을 보인다.
세포 전이를 막기 위한 전자 제공법은 특별한 기술이 필요하다.
암세포가 공격성을 느끼지 않도록 해야 하고 암세포와 호환될 수 있는 전자를 제공해 주어야 하기 때문이다.
닥터도드리가 그와 같은 기능을 갖고 있다.

### 3) 신경 전이 양태

암세포는 외롭다.
암은 태생적으로 유전적 분리를 통해 생겨났기 때문이다.
외로운 암세포는 신경세포와 시냅스를 원한다.
신경세포와 시냅스를 원하는 암세포는 Ttyh1 유전자를 다량으로 생산한다.

Ttyh1 유전자는 신경 시냅스를 매개하는 유전자이다.
대뇌피질에 다량으로 존재하는데 암도 이 유전자를 똑같이 생산한다.
Ttyh1 유전자를 생산한 암은 신경에 촉수를 연결해서 시냅스를 시도한다.
암이 시냅스를 원할 때 그것을 받아들이는 신경은 뇌척수로 경로상에서 균형이 깨진 신경이다.
이런 신경들은 자체적인 방어력이 약해져 있고 머리에서 내려오는 원심성 명령 체계와 말초에서 올라가는 구심성 전달 체계에 대한 분별성이 약해져 있다.
이런 상태에서 Ttyh1 유전자를 내포한 암세포가 시냅스를 요청해오면 아무런 의심 없이 암세포를 받아들이게 된다.
암세포가 갖고 있는 변이적 특성이 빛을 발하는 순간이다.

일단 신경과 시냅스가 이루어지면 암세포는 신경전이를 시작하고 순식간에 척수와 뇌를 장악한다.
신경전이가 시작되면 환자는 극심한 통증에 시달린다.
신경전이를 치료하는 것 또한 외부에서 지속적으로 전자를 공급하면서 시냅스적 요소를 제공해 주어야 한다.
그러려면 암세포가 외로움에서 벗어날 수 있는 정보를 반복적으로 입력해 주어야 한다.
이 부분에 관한 기술 또한 필자가 갖고 있는 독자적인 기술이다.

### 4) 뼈 전이 양태

암세포들이 줄기세포를 필요로 할 때 뼈 전이를 일으킨다.

또 멀리 떨어져 있는 암세포끼리 신호전달이 약해졌을 때 뼈 전이를 일으킨다.
암이 뼈로 전이될 때는 급격한 성장을 원할 때이다.
면역세포로부터 지나친 공격을 받았다거나 항암이나 방사선치료를 통해 세포의 훼손이 정도 이상 심해졌을 때 암세포는 뼈 전이를 일으킨다.
대부분 공격적인 암 치료의 결과로서 암세포의 훼손이 이루어지고 이 과정에서 뼈 전이가 일어난다.
암은 공격적 치료를 통해서는 절대로 극복되지 않는다.
오히려 치료 과정 중에 상처받은 정상세포들이 나중에 암세포로 변화되는 역작용이 나타난다.
암을 치료하기 위해서는 치료의 방법을 친화적으로 바꾸어주어야 한다.

암세포는 성장이 덜된 정상세포들이기 때문에 환경만 조성이 되면 언제든지 정상세포들이 암세포로 바뀔 수 있다.
때문에 암의 치료는 크게 두 가지 방향으로 이루어져야 한다.
첫째는 이미 생겨난 암세포들을 정상세포로 성장시켜 주거나 줄기세포로 다시 되돌려 놓는 것이다.
둘째는 몸 안에서 암이 생겨날 수 있는 환경을 개선해 주는 것이다.
암세포들도 서로 간에 시냅스를 한다.
특히 발원처의 암과 전이처의 암은 나름의 시냅스 체계를 갖추고 있다.
만약 발원처의 암이 공격을 받으면 전이처의 암이 성장을 촉진하고 반대로 전이처의 암이 공격을 받으면 발원처의 암이 성장을 촉진한다.
이 과정에서 또한 뼈 전이가 일어난다.
암은 뼈를 공격해서 줄기세포를 탈취하고 그 과정에서 시냅스에 필요한 필수 영양분도 탈취한다.
앞의 세 가지 전이 양태를 효율적으로 제어하면 뼈로 전이되었던 암세포들도 함께 거두어진다.
그렇게 되면 뼈의 재생이 다시 이루어진다.
뼈 전이를 치료하는 방법 또한 필자가 보유하고 있는 특별한 기술이다.

## (3) 암의 진단

암의 진단은 암이 생겨난 원인을 찾는 것이다.
앞서 언급했듯이 암은 세포 간 유전적 공명이 차단됨으로써 생겨난다.
때문에 암의 원인을 찾는 것은 몸의 다섯 영역 중에 어느 영역에서 유전적 공명이 차단되었는지를 밝혀내는 것이다.

암의 진단을 위해서는 몸을 좌우로 구분한다.
그런 다음 머리부를 세 영역으로 나누고 몸통부와 천골부를 각각의 영역으로 나눈다.
머리 영역의 세 영역은 대뇌피질부터 중뇌까지를 한 영역으로 나누고 소뇌를 포함한 중뇌에서 교뇌까지를 또 한 영역으로 나누며 교뇌에서 연수, 경수까지를 나머지 한 영역으로 나눈다.

몸통 영역은 흉수 1번부터 요수 2번까지를 한 영역으로 하고 천골 영역은 요수 3번부터 천수, 그리고 다리 영역을 한 영역으로 한다.

암의 진단을 위해서 우리 몸을 이렇게 구분하는 것은 뇌척수로 경로의 피질과 적핵 경로가 머리, 몸통, 천골부로 나누어져서 단계적 주행을 하기 때문이다.
그 결과로 몸을 이루는 관절 구조가 세 마디 구조로 이루어져 있다.
한의학에서도 몸을 상초, 중초, 하초로 나눈다.
머리부는 소뇌를 중심으로 해서 위와 아래로 구분된다.
암의 진단을 위해 쓰이는 방법이 본제의학 진단법이다.
본제의학 진단법은 특별한 진단법이다.
신체적 접촉이 없는 상태에서 정신 능력과 기공, 손가락 발가락의 굴곡 패턴으로 환자의 상태를 진단한다.
본제 진단법은 고대로부터 전해진 '중관법'과 '기공법' '발성법' '뇌척수로 운동법' '체감각 일치법' 이 쓰인다.
본제 진단법을 통해서는 현재 발병한 질병의 원인을 알 수 있고 그 증상에 대한 치료방법을 제시받을 수 있으며 향후 발생할 질병들에 대해서도 예상 진단을 받을 수 있다.
본제 의학 연구소는 지난 30여 년 동안 본제 진단법을 활용해서 약 300여 종류의 각종 난치병에 대한 치료 매뉴얼을 개발했다.
각종 유전병과 뇌신경 질환에 대한 치료법에서부터 통증 치료, 해독, 세포재생 분야, 바이러스성 질환, 세균성 질환, 근골격계 질환에 대해서도 기존의 치료법과는 다른 새로운 방법의 치료법을 개발했다.
특히 암의 발생 원인과 전이 양태 그리고 치료법에 대해서는 획기적인 성과를 거두었다.

암을 진단하기 위해서는 여러 가지 진단법이 포괄적으로 쓰여야 한다.
현대의학이 활용하고 있는 각종 진단법들도 쓰여야 하고 그와 더불어 세포 통신체계에 대한 구체적인 진단이 이루어져야 한다. 세포 통신체계에 대한 진단 방법과 과정은 다음과 같다.

- 생체 전기 측정
- 뇌척수로 진단
- 심진
- 기진
- 두부체감계 진단
- 신체체감계 진단
- 발성 진단

## 1) 심진법

심진이란, 마음으로 일치해서 진단하는 방법이다.
심진을 위해 쓰이는 기법이 '중관법'이다.
이는 대승불교의 전통적인 수행법이다.
중관법은 아홉 단계의 체계로 이루어져 있다.
그중 두 번째 단계에 들어선 사람이 심진의 기법을 익힐 수 있다.
중관의 첫 번째 단계는 가슴 바탕의 한자리에 편안한 마음을 세우는 것이다.
심진을 통해 진단할 수 있는 영역은 의식과 감정, 그리고 몸의 상태이다.
의식의 경우는 눈, 귀, 코, 입, 몸, 머리의 상태를 진단할 수 있고 감정의 경우는 감정을 일으키는 원인처의 상태를 진단할 수 있다.
감정의 원인처는 혼성이다. 이는 장부 관계와 신경호르몬, 세포 간의 양자적 관계에 의해 생겨난다.
몸의 상태는 통증이나 경직감, 균형감 등을 현재 상태 그대로 진단한다.

### * 심진의 방법

명치 위 1cm, 속으로 5cm 들어간 지점에 의지를 둔다. 이 자리가 중심 자리이다.
이 자리에서는 오장 육부의 상태가 드러난다.
중심을 편안하게 하고 진단의 대상을 떠올려 본다.
만약 진단의 대상이 목전에 있으면 그 모습을 그대로 중심으로 끌어들인다.
그런 다음 시전자의 중심과 대상의 중심을 일치시킨다.
진단의 대상이 멀리 떨어져 있어도 심진이 가능하다.
그런 경우에는 대상의 이미지를 체화시키는 과정이 필요하다.
심진이 숙달된 사람은 대상에 대한 설명을 듣는 것만으로도 진단이 이루어진다.
하지만 초보자의 경우는 심상으로 체화시키는 과정이 필요하다. 사진이나 목소리를 근거로 해서 체화시킬 수도 있고, 상황 설명 속에서 나름대로 이미지를 창출해서 체화시킬 수도 있다.
진단 대상의 이미지가 세워지면 이때부터는 중심에서 그리움을 일으킨다.
지극하게 서서히 그리움을 일으키면서 중심에서 드러나는 경상을 지켜본다.
중심을 통해 드러나는 장부의 경상은 열세 가지 종류가 있다. 그중 열두 가지는 장부가 안 좋을 때 드러나는 경상이고 나머지 한 가지는 장부의 상태가 안정되었을 때 드러나는 경상이다.
중심 자리에서 물결이 일렁이는 듯한 설렘이 일어나면 신장이 안 좋은 것이다.
매슥거림이 느껴지면 비장이 안 좋은 것이다.
누르는 듯한 압박감이 느껴지면서 통증이 있으면 심장이 안 좋은 것이다.
바늘로 찌르는 듯한 통증이 느껴지면 폐가 안 좋은 것이다.
불안감이 느껴지면 담이 안 좋은 것이다.
울렁거림이 느껴지면 간이 안 좋은 것이다.
답답함이 느껴지면 위가 안 좋은 것이다.
더부룩함이 느껴지면 소장이 안 좋은 것이다.
짜글거림과 더불어 조급함이 일어나면 대장이 안 좋은 것이다.
긴장감과 더불어서 불안정한 상태이면 방광이 안 좋은 것이다.
격정에 차있으면 심포가 안 좋은 것이다.
신경이 예민해지고 날카로우면 삼초가 안 좋은 것이다.
장부가 안정되면 중심이 편안함을 유지한다.

장부의 경상이 중심에서 드러날 때 대상이 갖고 있는 업식이나 몸의 통증들이 함께 수반되기도 한다.
이런 경우에 처해지면 대부분의 시전자들은 거부 의식을 일으킨다.
때로는 치유해 주고자 하는 의도를 내기도 한다.
두 가지 모두 삼가야 할 일이다.
심진시 일치된 현상에 대해 거부 의식을 일으키면 중심이 훼손되면서 연결이 끊어진다. 그런 뒤에 일치되었던 증상이 고스란히 시전자의 몸에 남아 있게 된다.
이 과정에서 시전자는 내상을 입게 된다.
애틋함과 연민심에 치유하고자 하는 의도를 내었을 때도 마찬가지이다.
일치의 범위가 더 이상 확장되지 않고 멈추어 버린다. 이 경우에는 연결이 끊어지진 않는다. 다만 일치된 증상이 더욱 심화되면서 내상을 입게 된다.
심진의 기법을 배우고 익히는 것은 반드시 선지식의 지도를 따라야 한다.

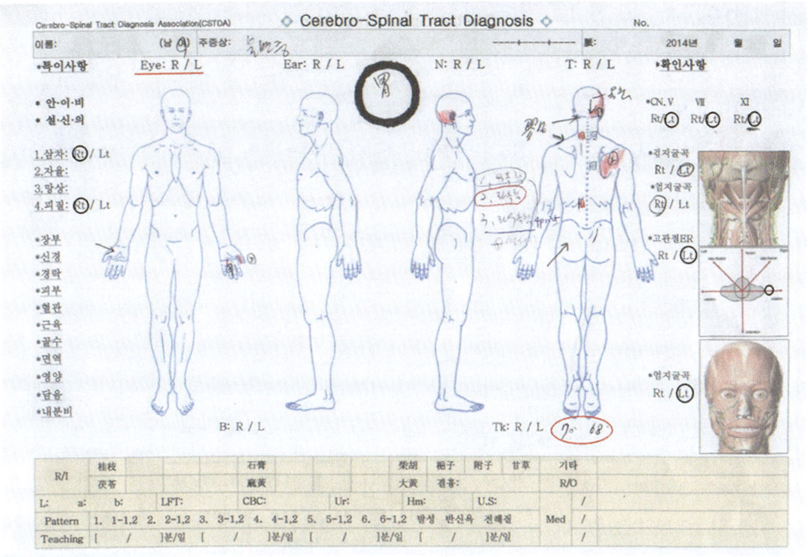


<심진 결과도>

## 2) 기진법

기진법은 '기'를 활용해서 진단하는 방법이다.
기진을 위해 쓰이는 기법이 '기공법'이다.
기진을 위해 수련하는 기공은 '토음 기공법'이다.
이 방법에 대해서는 '본제의학 치유원리 명상 치료법'에서 상세하게 다뤄진다.
기진을 하기 위해서 숙지해야 할 것이 '수장 기진도'이다.
수장 기진도란 몸 전체의 구조물이 손바닥의 감각 센서와 연결되어 있는것을 표시한 일종의 지도이다.

기진법에는 '원거리 기진법'과 '근거리 기진법'이 있다.
원거리 기진법은 멀리 있는 상대를 기운을 활용해서 진단하는 방법이다.
원거리 기진을 하기 위해서는 '수장 감기법'과 '체감각 일치법'을 익혀야 한다.
수장 감기법이란 손바닥으로 기운을 유도해서 손바닥의 체감각을 극대화하는 방법이다.
손바닥은 피질 감각이 극대화된 영역이다.
특히 피질의 미세 감각 기능이 손바닥의 지문에 집중되어 있다.
손바닥을 덮고 있는 지문은 대뇌피질에서 시작되는 피질척수로의 종지이며 신경 에너지가 운용되는 회로판이다.
또한 장부로부터 시작되는 경락의 말단이다.
평상시에도 손바닥에는 신경과 경락에서 제공되는 전자기 에너지가 다량으로 운용된다.
이런 조건을 갖고 있는 손바닥에 선천기가 집중되면 피질 감각이 몸 밖으로 확장되면서 공능이 발휘된다.
척추의 명문에서 선천기를 끌어올려서 양손바닥에 집약시킨다.
후끈한 열기가 느껴지면 진단할 수 있는 준비가 된 것이다.

'체감각 일치법'이란 몸의 전체 감각을 활용해서 일치를 이루는 방법이다.
이를 시전하기 위해서는 '살갗 수행법'을 익혀야 한다.
살갗 수행이란 피부의 피질 감각을 극대화하는 수련법이다.
불교 수행법 중 '신념처관'에서 유래한 수행법이다.
몸을 감싸고 있는 피부는 약 200개 영역으로 나누어져 있다.
각각의 영역들이 장부와 신경, 의식 경로와 감정 경로, 근육과 힘줄로 연결되어 있다.
살갗 수련을 하게 되면 피부와 연결된 해당 영역의 상태를 정확하게 인식한다.
예를 들어보면 다음과 같다.

눈썹 사이 미심부의 살갗 감각은 꼬리뼈의 말단과 연결되어 있다.
꼬리뼈 말단은 발뒤꿈치와 연결되어 있다.
발뒤꿈치는 방광과 연결되어 있다.
방광은 뇌하수체와 연결되어 있다.
뇌하수체는 각종 호르몬을 생성해서 세포 생리활동에 영향을 미친다.
뇌하수체는 삼차신경 안분지와 연결되어 있다.
삼차신경 안분지의 시발점이 미심이다.

살갗 수행을 하다보면 해당 살갗과 연결된 경로들을 인식하게 된다.
더불어서 각각의 연결점이 드러날 때 업식도 함께 발현된다.

꼬리뼈가 자극되면서 성욕이 생긴다.
발뒤꿈치가 자극되면서 두려움이 일어난다.
방광이 자극되면서 조급한 마음이 일어난다.
뇌하수체가 자극되면서 심장박동이 빨라진다.
소변이 마렵다.
살갗 수행이 숙달되면 피부감각을 통해 상대와 일치를 이룰 수 있게 된다.

살갗 수행법은 체감각 진단법에서 상세히 다뤄진다.

## * 기진의 방법

### 원거리 기진

명문의 기운을 손바닥에 집중시키고 체감각을 활성화시킨 다음 진찰 대상에 대한 그리움을 일으킨다.
그런 다음 손바닥의 감각에 집중한다.
호흡은 자연 호흡으로 하되 천천히 하고 몸의 감각은 느슨하게 풀어 놓는다.
일치가 잘 안되면 지극하게 그리움의 강도를 높여준다.
손바닥에 자극감이 생기면 그 부위를 기록하고 다시 진단을 계속한다.
맨 처음 드러나는 증상은 표면적인 질병이다.
늦게 드러나는 증상이 깊은 병이다.
증상이 드러나는 순서를 놓고서 병의 진행과정을 알 수 있다.
체감각이 반응해서 일치되는 증상들도 함께 관찰한다.
특히 손바닥 반응점과 연동되는 시간대를 체크해서 병의 경로를 파악하는데 활용한다.

### 근거리 기진

근거리 기진법은 가까이 있는 상대를 진단하는 방법이다.
여기에는 수장 감기법이 쓰인다.

시전자와 대상자가 마주 보고 앉는다.
시전자는 명문의 선천기를 양 손바닥에 집약 시킨다.
후끈한 열기가 느껴지면 상대의 손바닥 위로 자신의 손바닥을 올려놓는다.
이때 상대의 손바닥과 적당한 거리를 유지해야 한다.
약 10 cm 정도 떨어뜨리면 적당하다.
천천히 느린 속도로 상대의 손바닥을 훑어 내린다.
손목 쪽에서 시작해서 손가락 쪽으로 이동해 오면서 시전자의 손바닥에 생겨나는 감각을 지켜본다.
따뜻한 느낌, 차가운 느낌, 찌르는 느낌, 뻑뻑한 느낌 등등의 다양한 느낌들이 시전자의 손바닥에서 생겨난다. 이때 체크해야 할 것이 있다.
상대 손바닥의 어느 부위에서 느낌이 생겨나는지를 살피는 것이다.
원거리 기진은 시전자의 손바닥이 기준이 되어서 진단을 하지만 근거리 기진은 상대의 손바닥이 기준이 돼서 진단을 한다.
손바닥의 기감으로 진단을 하는 것은 똑같지만 진단의 기준이 되는 것은 정 반대이다.
근거리 기진이 숙달되면 손가락 끝을 활용해서 진단을 할 수 있다.
그렇게 되면 바늘 끝 만큼의 간격도 놓치지 않고 정확하게 진찰한다.
상대 손바닥에서 느껴지는 감각을 기진도에 표시한다. 이때 느낌의 경상도 함께 기록한다.
기진을 할 때 가장 중요한 것이 감각이 일어나는 부위를 체크하는 것과 감각의 경상을 정확하게 구분하는 것이다.

감각이 일어나는 부위는 질병이 생긴 부위이고 감각의 경상은 질병의 종류를 구분하는 척도가 된다.
때문에 기진을 하면서는 좀 더 풍부한 감각을 느끼는 것이 중요하다.

기진을 통해 진단할 수 있는 범위는 장부 상태와 근골격 상태, 경락의 상태이다.
심진법과 기진법은 함께 병용할 수 있는 진단법이다.
병용되었을 때에는 훨씬 더 정교한 진단이 이루어진다.

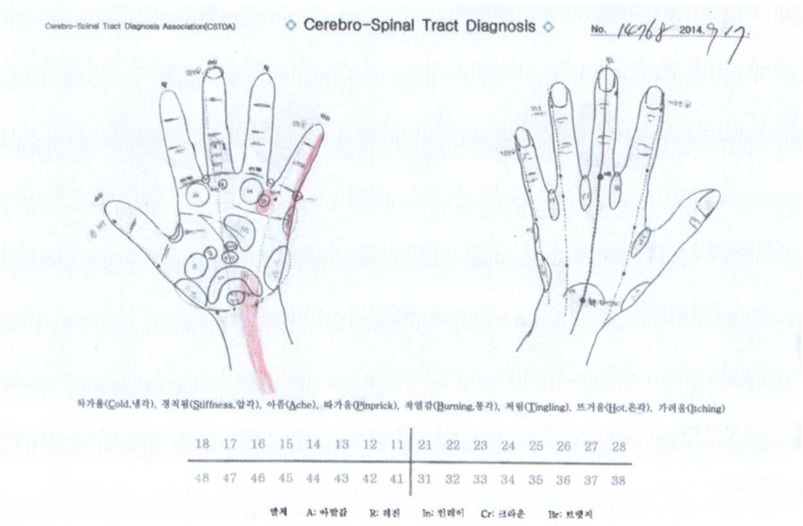


**<수장 기진도>**

### 3) 뇌척수로 진단법

뇌척수로 진단이란 손가락 발가락의 굴곡 각도를 근거로 해서 그와 연결된 뇌의 특정 영역을 진단하는 방법이다.
특히 삼차신경이 지배하는 뇌의 영역을 기점으로 그 주변 신경핵의 상태를 진단한다.
그 결과로 알 수 있는 것이 망상체 영역에서 분비되는 신경조절물질의 상태와 의식 경로의 상태, 장부와 자율신경 상태, 근골격의 상태, 말초신경과 혈관의 상태, 18가지 뇌척수로 경로의 상태 등이다.
인간의 뇌신경은 26세 전후까지 성장한다.
뇌의 영역 중 뇌척수액과 연접된 대부분의 영역들은 지속적인 재생이 일어난다.
하지만 피질과 삼차신경, 자율신경과 망상체의 균형이 정도 이상 훼손되면 뇌신경의 성장이 비정상적으로 이루어진다.
또한 재생되어야 할 뇌의 영역에서 재생이 일어나지 않는다.
그 결과로 다양한 질병이 생겨난다.
중풍, 치매, 파킨슨, 루게릭, 근이양, 근무력, 전신경화증, 류머티즘, 퇴행성 관절염, 당뇨, 혈압은 물론이고 각종 암까지 대부분의 질병들이 뇌의 불균형과 재생이 멈춰진 데서 시작된다.
뇌척수로 진단법은 오랜 연구 및 임상을 거쳐서 완성되었다.
각 손가락과 발가락 또는 관절의 움직임이 인체를 자극하는 경로를 파악하고 신체 각 부위와 뇌에 미치는 영향을 세부적으로 밝혀냈다.
나아가서 손가락과 발가락, 관절 운동을 통해 몸을 교정하고 치료하는 방법을 알게 되었다.
뇌척수로 진단법은 과도한 움직임을 통해 진단하지 않고 오로지 자신의 손가락과 발가락의 움직임만으로 검사한다.
때문에 검사가 진행되는 과정에 아무런 부작용이 없다.
오히려 검사를 받는 것만으로도 신경 조절 능력이 회복되어 관련 부위의 신체적, 심리적 활동이 좋아진다.

뇌척수로 진단을 통해 드러난 질병은 병의 종류에 상관없이 뇌척수로 운동을 통해 치료할 수 있다.
때로는 기계나 약이 병행되어야 하지만 당장 수술이 필요한 질병이 아니면 대부분 치료가 가능하다.
지난 7년간 수많은 환자들을 대상으로 (1만 명 이상) 뇌척수로 진단과 뇌척수로 운동을 통한 치료를 병행하였다.

뇌척수로 진단은 약식으로 하는 방법이 있고 정식으로 하는 방법이 있다.
약식으로 할 때는 손가락, 발가락의 굴곡 형태와 각도를 근거로 진단하고 정식으로 할 때는 각 동작마다 15분씩 자세를 고정시킨 다음 그 상태에서 일어나는 변화들을 근거로 진단한다.
약식이나 정식 모두 진단을 받는 기본자세는 똑같다.

뇌척수로 진단을 하기 위해서는 몸을 좌우, 상하, 앞뒤 영역으로 구분한다.
그중 상하로 구분되는 영역이 다섯 부위이다.
머리가 세 부위, 몸통이 두 부위로 구분된다.
머리부는 중뇌를 중심으로 위쪽 시상, 대뇌부로 구분되고 아래쪽 교뇌, 연수, 경수부로 구분된다.
몸통부는 흉수부가 한 영역이 되고 요수와 천수부가 또 한 영역이 된다.

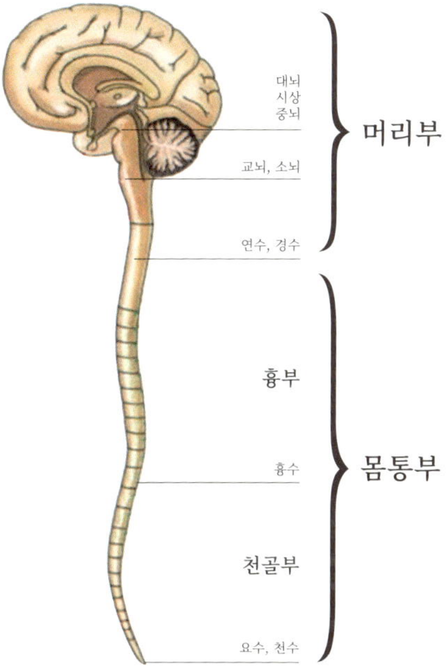


**<뇌척수로 다섯 영역>**

뇌척수로 진단을 통해서는 네 가지 신경 상태를 중점적으로 진단한다.
첫째가 삼차신경 상태이다.

둘째가 자율신경 상태이다.
셋째가 피질 상태이다.
넷째가 망상체 상태이다.

뇌척수로 진단의 기본자세는 여섯 가지이다.
첫째가 검지 억제하기이다.
둘째가 엄지 억제하기이다.
셋째가 3,4,5 지 억제하고 엄지 검지 펴기이다.
넷째가 엄지 검지 억제하고 3,4,5 지 펴기이다.
다섯째가 다섯 손가락 억제하기이다.
여섯째가 엄지발가락 구부리고 발목 펴기이다.

손가락과 발가락은 말초신경의 확장을 통해 형성된 것이다.
특히 손가락의 경우는 삼차신경이 확장된 구조물이다.
다섯 손가락은 각각이 삼차신경에 해당되는 부위가 있고, 자율신경과 망상체, 피질 경로에 해당되는 부위가 있다.
또한 각 마디마다 몸의 다섯 영역과 대응되는 지점이 있다.
발가락도 마찬가지이다.
발목에서부터 발가락까지 몸의 다섯 영역에 해당되는 대응점이 있다.

## * 뇌척수로 약식 검사

### <검지 억제하기 검사법>

검지는 중뇌부에서 삼차신경 중뇌핵이며 동안신경핵이고 전정핵이다.
교뇌부에서는 삼차신경 주감각핵이다.
연수부에서는 미주신경핵이다.
경수와 흉수부에서는 목신경 3,4,5번이며 가로막신경이다.
요수와 천수부에서는 부교감신경이다.
시상부에서는 배쪽후내핵이다.
대뇌부에서는 청각 연합령에 해당하고 피질 경로에서는 측두엽 피질이다.
얼굴 부위에서는 삼차신경 안분지이고 하악신경이다.
이빨은 송곳니에 해당된다.
장부로는 대장에 해당된다.
검지의 체감각 지배력은 등판 전체 면적보다 넓다. 그런 만큼 체감각과 연관된 영역에서 절대적인 기능을 한다.

검지 검사를 통해서는 연관된 해당 부위에 대한 상태를 정확하게 진단한다.

그림과 같이 검지를 구부린다.
손가락의 굴곡 각도를 체크한다.
첫째 마디 굴곡이 잘 안되는지 둘째 마디 굴곡이 잘 안되는지를 세심하게 살펴본다.

검지를 구부릴 때 다른 손가락이 어떤 상태를 하고 있는지 체크한다.
작은 변화라도 세심하게 체크한다.
양손의 상태를 비교한다.
같은 손가락의 모양을 서로 비교해 본다.
사진의 상태를 놓고 진단해 보자.
붉은색 글씨는 진단에 대한 해석이다.

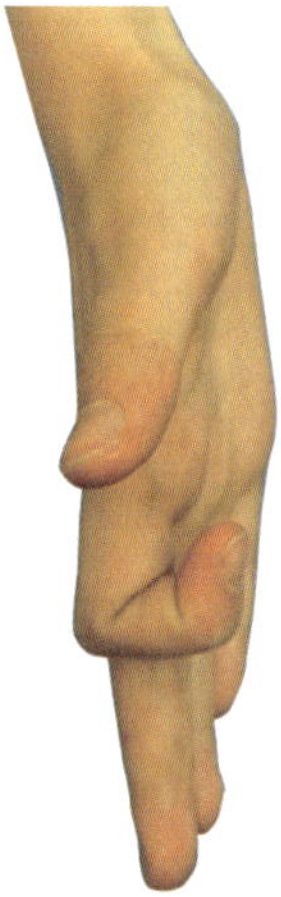

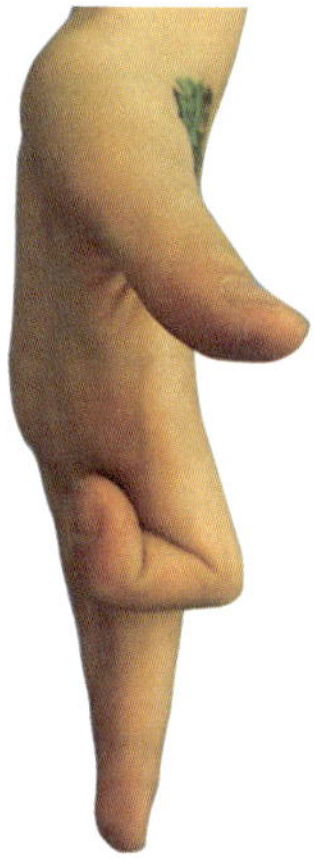

오른쪽 검지는 첫째 마디, 둘째 마디가 잘 구부려져 있다.
하지만 검지 굴곡시에 3지가 둘째 마디까지 구부러진다.

- 부교감 항진시 피질 경로 교뇌까지 수축된다.
  시상 내섬유막 수축. 시각적 특이 증상 나타날 수 있다.
  3지는 피질 경로이다.

3지 첫째 마디가 대뇌 피질에서부터 중뇌까지이다.
둘째 마디는 교뇌까지이고 셋째 마디가 연수까지이다.
3지를 따라서 수직으로 내려오는 손등 라인은 척수 영역이고 손목 바로 위쪽이 꼬리뼈에 해당된다.

엄지는 검지 쪽으로 딸려 와 있다.
- 부교감 항진시 시각 경로 수축된다.
엄지는 중뇌에서 적핵에 해당된다.
중뇌에서 엄지와 검지는 동안신경으로 연결되어 있다.
검지를 굴곡시키면 부교감신경이 항진된다.
검지를 굴곡시킬 때 엄지가 딸려 오면 부교감 항진 시에 적핵이 동안신경핵 쪽으로 딸려 오는 것이다. 이 과정에서 시각 경로가 수축된다.

검지 셋째 마디는 손등 쪽으로 제쳐져 있고 손목도 손등 쪽으로 제쳐져 있다.
- 연수부 뒤통수 쪽으로 제껴져 있고 미주신경 항진되어 있다.
검지 셋째 마디는 연수부에 해당된다.
이와 같은 경우는 오른쪽 연수부가 배 쪽은 돌출되어 있고 등 쪽은 접혀져서 제껴진 상태이다.
연하중추와 호흡중추에 문제가 생긴다.

왼손 검지는 첫째 마디 굴곡이 잘 안되고 둘째 마디도 굴곡이 잘 안된다.
- 검지 첫째 마디는 삼차신경 중뇌핵이다.
첫째 마디 굴곡이 잘 안되는 것은 중뇌핵이 경직된 것이다.

중뇌핵이 경직되면 중뇌 수도관이 좁아지고 엔도르핀 분비가 저하된다.
부교감은 항진되어 있으며 아세틸콜린은 과다 분비된다.
중뇌수도관은 3뇌실과 4뇌실을 연결하는 관이다.
수도관이 좁아지면 뇌척수액의 흐름이 정체되고 생체 전기가 약해진다.
검지 둘째 마디는 삼차신경 주감각핵이다.
검지 둘째 마디 굴곡이 잘 안되는 것은 주감각핵이 경직된 것이다.
주감각핵의 경직은 턱관절의 수축을 야기한다. 그 결과로 귀쪽 교감신경을 항진 시켜서 자율신경실조증이 생긴다.

엄지손가락은 검지 쪽으로 딸려 온 상태다.
- 왼쪽 시각 경로도 수축되어 있다.

왼쪽과 오른쪽 모양이 많은 차이가 난다.
- 전정 균형이 심하게 훼손되어 있다.
목, 어깨, 허리, 골반까지 틀어져 있다.
양쪽 눈 원시
안압 높아져 있고 녹내장 생길 수 있다.
왼쪽 귀 이명 생길 수 있다.
통증에 민감하고 기쁨이 없다.
우울증. 세로토닌 결핍.
전반적으로 체온이 떨어져 있고 감정 조절이 잘 안된다.
심장 안 좋다. 면역력 떨어져 있다.
위장 안 좋고 자주 체할 수 있다.

천골 냉증으로 인해 자궁이 안좋다.
왼쪽 횡격막이 폐 쪽으로 올라와 있고 호흡량 부족하다.
비장이 비대해져 있는 상태.
삼차신경 안분지 수축.
비염 증상 있고 방광, 폐 안 좋다.
뇌하수체 호르몬 분비 체계 이상.
왼쪽 갑상선 기능저하.

여기까지가 검지 억제 진단을 통해 드러난 증상을 대략적으로 정리한 것이다.
살펴보았듯이 검지 하나만을 가지고도 방대한 영역을 진단할 수 있다.

**<엄지 억제하기 검사법>**

엄지는 중뇌부에서는 적핵이다.
교뇌부에서는 삼차신경 운동핵이다.
연수부에서는 하올리브핵이다.
경수부에서는 교감신경이다.
흉수부에서는 가슴신경이다.
요수부에서는 고관절신경이다.
천수부에서는 교감신경이다.
시상부에서는 배쪽후외핵이다.
대뇌부에서는 시각연합령이다.
피질부에서는 시각피질이다.
안면부에서는 상악신경이다.

두부체감각계에서는 어금니에 해당된다.
장부로는 폐에 해당된다.
자율신경에서는 교감신경이다.
뇌척수로 경로로는 상지적핵 경로이다.
동안신경과 연계되면 시개척수로가 된다.

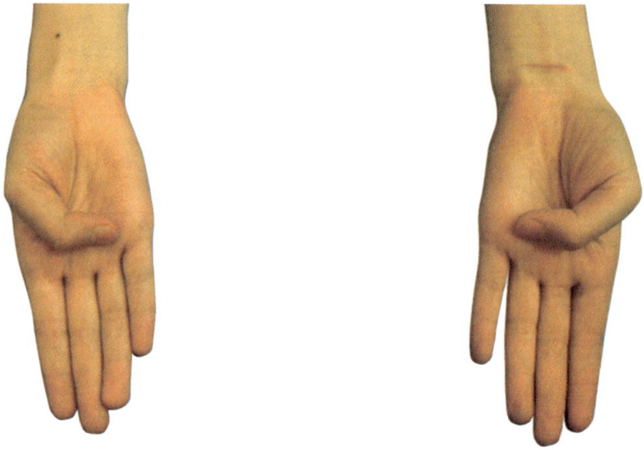

그림과 같이 자세를 취한다.
그런 다음 손가락의 모양을 살펴본다.
엄지손가락의 굴곡 각도를 확인한다.
엄지손가락이 새끼손가락 라인 끝까지 오면 정상이다.
그림에는 4지 라인까지 와 있다.
- 교감신경 항진력 떨어져 있다.
  중뇌적핵 수축되어 있다.

심장 안 좋다.
허리 안 좋다.
고관절 경직되어 있다.
폐 수축되어 있다.
간 기능 떨어져 있다.
턱관절 수축되어 있다.
힘줄 근골격 약해져 있다.

다른 손가락 모양을 체크해 본다.
그림에는 왼쪽 새끼손가락 끝이 4지와 약간 떨어져 있다.
- 왼 부신경 교감 항진 시 수축된다.
왼 어깨 경직되어 있다.

좌우 손가락 모양을 비교해 본다.
엄지손가락 모양은 차이가 없다.
새끼손가락 모양은 약간 차이 난다.
- 새끼손가락은 부신경이다.
부신경은 자율신경 조율 기능을 한다.
왼쪽 자율신경 조절 기능 떨어져 있다.
왼 승모근 경직. 목빗근 경직.
왼 부신 아드레날린 분비 기능 저하(이 부분은 검지와 연계되었을때 나타나는 증상이다. 왼 가로막신경 수축되어 있는 상태에서 승모근까지 경직되어 있으면 부신이 수축되면서 호르몬 분비가 잘 안된다. 이런 상태가 지속되면 체온이 떨어지면서 냉증을 갖게 된다. 이 사람의 경우는 부교감도 과도 항진되어 있고 심장도 안 좋고 갑상선 기능도 저하되어 있기 때문에 여름에도 점퍼를 입어야 할 정도로 체온이 떨어져 있을 것이다.
유방과 자궁질환이 생길 수 있다.

**<엄지 검지 억제하고 3,4,5 지 펴고 검사법>**

엄지 검지를 동시에 억제하는 것은 자율신경 간에 작용하는 길항성을 보기 위해서다.
더불어서 엄지와 검지가 해당되는 다른 부위의 상태도 살펴본다.
엄지 검지를 억제하면 자율신경이 최대치로 항진된다.
그런 상태에서 다른 부위에 기능이 어떻게 반응하는지를 살펴본다.

엄지 검지 각각의 굴곡 상태를 체크한다.
엄지는 양쪽 모두 첫째 마디가 굴곡이 잘 안된다.
- 적핵 경직되어 있고 교감신경 항진력 떨어져 있다.
  시각피질 수축되어 있다.

검지도 양쪽 모두 첫째 마디, 둘째 마디 굴곡이 안된다.
- 부교감신경 과도하게 항진되어 있다.
  자율신경이 함께 항진되면 부교감 항진력이 더 커진다.
  검지 억제만 했을 때와 비교해 보면 엄지 검지를 같이 억제했을 때 검지 굴곡이 더 안 되기 때문이다.
  왼 삼차신경 중뇌핵 탄력 저하되어 있다.
  양쪽 모두 삼차신경 주감각핵 경직되어 있다.

엄지 검지의 간격을 체크한다.
오른쪽 엄지 검지 간격 약간 좁아져 있고 왼쪽 간격은 많이 좁아져 있다.
- 턱관절 수축 왼쪽이 더 심하다.
  자율신경 항진 시 적핵, 중뇌핵 간격 더 좁아진다.

엄지 검지 굴곡시 다른 손가락의 상태를 살펴본다.
오른쪽 3지가 둘째 마디까지 구부려져 있다.
- 적핵과 중뇌핵이 당겨질 때 피질 경로가 수축되는 상태이다.
  이 상태에서 손떨림이 일어나고 운동제어가 안 되면 파킨슨이 생긴 것이다.
  적핵이 당겨질 때 피질이 수축되면 상간에 끼여있던 흑질영역이 함께 수축된다.
  흑질이 수축되면 도파민 분비가 저하되면서 파킨슨 증상이 나타난다.
  파킨슨이 생겨나는 네 가지 원인 중 한 가지가 이것이다.
  자율신경 항진 시 피질 경로 수축이 교뇌까지 이어진다.
  이 상태로 인해 경수부가 수축되고 목과 허리가 틀어지게 된다.

좌우 상태를 비교한다.
목과 허리는 오른쪽으로 수축되어 있고 턱관절은 왼쪽으로 수축되어 있다.

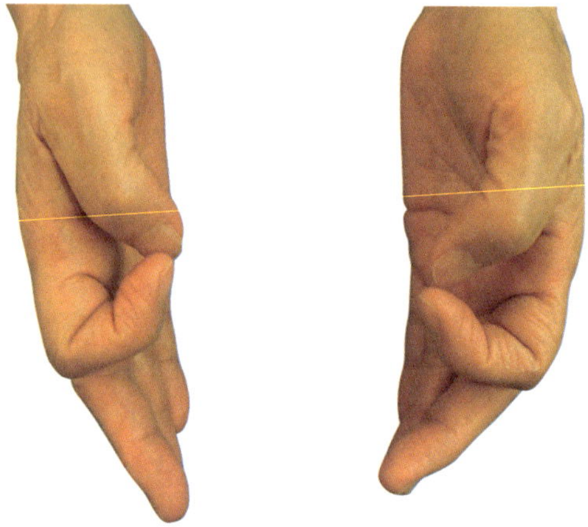

엄지 검지를 동시에 굴곡 시켰을 때에는 엄지 검지에 해당되는 모든 부위가 수축되고 항진된다. 이때에는 어느 한쪽 손가락만을 굴곡 시켰을 때 나타나지 않았던 증상들이 적나라하게 나타난다.

중뇌부에서는 적핵과 중뇌핵이 당겨지면서 드러나는 증상이 있고 그 상간에 끼여 있는 다른 신경핵들의 반응이 나타난다.

- 중뇌부에서 적핵과 중뇌핵 사이에 끼어있는 신경핵들이 동안신경핵과 회색질 영역 그리고 척수핵경로 섬유띠이다.
  적핵에서 배 쪽으로 피질 경로가 주행하는데 그 또한 영향을 받는다. 적핵과 피질 사이에는 흑질이 끼여있다.
  중뇌부의 수축이 과도하게 이루어지면 파킨슨병이 생긴다.

교뇌부에서는 삼차신경 운동핵과 주감각핵의 관계가 증상으로 드러나고 교뇌와 소뇌간의 관계가 드러난다. 특히 중소뇌각과

상소뇌각, 하소뇌각의 상태가 드러난다.

- 왼쪽 삼차신경 운동핵과 주감각핵 사이 당겨져 있다.
  턱관절 수축되는 원인이 되고 이빨 교합이 틀어지는 원인이 된다. 왼 중소뇌각 수축되어 있다.

연수부에서는 미주신경과 하올리브핵의 관계와 적핵 경로와의 관계가 드러난다.

- 미주신경 과도하게 항진되어 있고 적핵 경로 수축되어 있다. 언어중추와 연하중추에 문제가 있다. 위장기능 안 좋고 흉부 수축되어 있다.
  호흡이 짧고 항상 체기가 있다.

경수부에서는 미주신경과 교감신경의 관계가 드러나고 전정기능과 적핵 기능의 관계가 드러난다.

- 미주신경 항진 시에 교감신경이 길항적 작용을 하지 못한다. 좌우 전정 기능 깨어져 있고 적핵 기능 약해져 있다.

흉수부에서는 가슴 신경과 가로막 신경의 관계가 드러난다.

- 양쪽 가로막 신경 수축되어 있고 자율신경 항진시에 수축범위가 더 커진다. 왼쪽이 더 수축되어 있다.
  가슴 신경 수축되어 있다. 혈관 상태도 수축되어 있고 동맥경화증 생길 수 있다. 폐 수축.

요수부와 천수부에서는 자율신경의 상태가 드러나고 천골과 고관절의 상태가 드러난다.

- 천골 부교감신경 과도하게 항진되어 있고 교감신경기능 저

하되어 있다.
성선신경총 시냅스 기능 떨어지고 자궁 상태 안 좋다.
천골 냉증. 고관절 경직. 무릎, 발목 관절염 증상.

시상부에서는 배쪽후내핵과 배쪽후외핵의 관계가 드러난다.
- 체감각 과민. 통증억제물질 분비가 잘 안된다.
  만성통증 증후군. 자율신경 실조증.

시상하부에서는 뇌하수체와 송과체의 상태가 드러난다.
- 뇌하수체 호르몬 분비 이상. 멜라토닌 분비 저하. 세로토닌
  분비 저하. 불면증. 우울증.

대뇌변연계에서는 해마체와 편도체의 상태가 드러난다.
- 기쁨이 없고 슬픔이 많다. 건망증.

피질에서는 측두엽 피질과 시각 피질의 관계가 드러난다.
- 청각기능. 시각기능 떨어져 있다.

얼굴부에서는 턱관절의 상태가 드러나고 이빨의 교합상태가 드러난다.
- 턱관절 좌우 불균형. 왼쪽이 더 수축되어 있다.
  오른쪽 어금니. 송곳니 이빨 교합 떠 있다.
  췌장선 호르몬 분비 이상. 당뇨병

엄지 검지 억제 시에 위와 같은 증상을 포괄적으로 관찰하려면 동작을 지속시키는 시간이 15분 이상이 되어야 한다. 증상

을 관찰할 때는 시작 시간과 종료 시간을 기록하고 증상이 나타난 시간대를 정확하게 기록한다.

사진상으로 나타난 모양은 충분한 시간을 갖지 못한 상태에서 촬영한 것이기 때문에 전체적인 부분을 들여다보지 못한다.
우선 드러난 관점만 살펴보았다.
엄지 검지 억제시에 드러나는 자율신경의 상태는 심각하게 훼손되어 있다.

**<엄지 검지 펴고 3.4.5지 억제하기 검사법>**

엄지 검지를 펴는 것은 시개척수로의 상태를 보기 위해서다.
엄지 검지를 곧게 펴주면 해당 부위의 신경들이 최대한 이완된다.
3.4.5지를 억제하는 것은 안면신경의 상태를 보기 위한 것이다.
3.4.5지가 억제되면 연수부가 조여지고 교뇌부와 중뇌부가 풀어진다.

3지는 피질 경로이다.

4지는 삼차신경 척수핵 경로이다.
삼차신경 척수핵은 연수에 위치한다.
연수에서 시작된 척수핵 경로는 교감신경 뿌리를 타고 주행해서 천골신경과 시냅스한다.
척수핵의 기능은 머리 쪽 미주신경과 천골 쪽 부교감신경을 연결하는 것이다.

척수핵 기능이 약해지면 천골 쪽 부교감 기능이 제어가 안 되고 성선신경총의 상태를 머리 쪽에 전달해 주지 못한다. 그 결과로 천골부 전반에 다양한 질병이 생겨난다.

5지는 부신경이다.

3.4.5지가 독립적으로 작용할 때는 이와 같은 기능이 있고 연합해서 작용할 때는 머리부와 흉부, 천골부에 해당하는 별도의 부위가 있다.
머리부에서는 연수 영역에 해당된다. 흉부에서는 횡격막 아래쪽 가슴 신경에 해당된다. 천골부에서는 천골과 다리 쪽의 피질 경로에 해당한다.

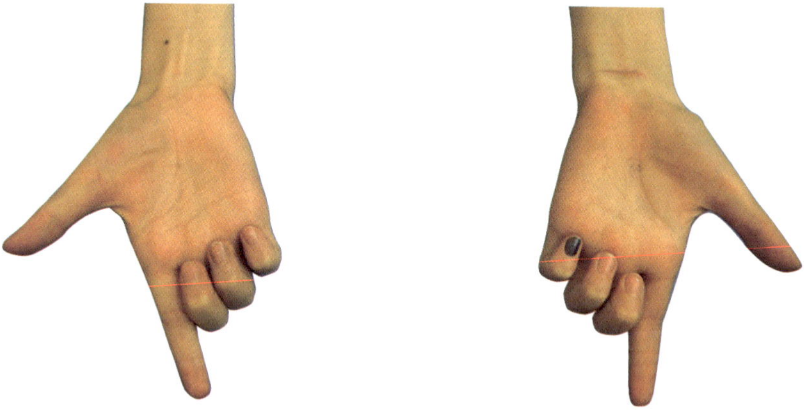

엄지 검지 간에 벌어진 각도를 체크한다.

90도면 정상이고 90가 안 나오면 비정상이다.
3.4.5지 굴곡 상태를 체크한다.
세 손가락이 가지런하게 손바닥에 붙었으면 정상이고 떨어져 있으면 비정상이다.
세 손가락 중 손바닥에서 떨어진 손가락을 체크한다.
좌우 손 모양을 비교한다.
엄지 검지 간격이 심각하게 좁아져 있다.

- 양쪽 시각 경로 수축이 심하다.
  상지 적핵 경로 힘 빠져 있다.
  중뇌부 적핵과 동안신경 간의 수축이 심각하게 진행되어 있다.
  부교감 과도 항진의 원인이 되고 심장, 폐가 안 좋아지는 원인이 된다.
  안압 높아져 있고 녹내장 증상이 있다.

오른쪽이 더 좁고 전반적으로 힘이 빠져 있다.

- 오른쪽 적핵이 더 수축되어 있고 노르아드레날린 분비가 잘 안된다.

3.4.5지 굴곡은 잘 되어 있으나 왼쪽은 손바닥 쪽이 약간 어색하다. 손등이 굽어 있는 것이다. 이럴 경우 자세를 잡아 주면 3.4.5지가 손바닥에서 뜨게 된다.

- 왼쪽 안면신경 경직되어 있다.
  안면신경은 뇌혈관의 수축 팽창에 대한 센서 기능을 한다.
  손목동맥과 연접되어 있으면서 동맥의 박동을 감지하는 박동이 세지면 뇌혈관을 확장시키고 박동이 약해지면 뇌혈관을 수축시킨다.

안면신경이 경직되어 있으면 이와 같은 기능을 하지 못한다. 이런 상태에서 혈압이 갑자기 올라가면 뇌출혈이 생긴다.
왼쪽 뇌혈관 수축되어 있다.
중풍 위험성이 있다.
혈압 조절이 안 되면 중풍이 온다.
현재는 혈압이 낮은 상태이나 왼쪽 귀 이명이 심해지면 혈압이 올라가면서 중풍이 온다. 심장 치료 시 참고해야 할 사항이다.
심장 치료 보다 턱관절 치료를 먼저 해서 중풍을 예방해야 한다.

**<다섯 손가락 억제하기 검사법>**

다섯 손가락을 한꺼번에 억제하는 것은 피질 상태를 검사하기 위해서다.
다섯 손가락을 한꺼번에 억제하면 망상체 영역이 전체적으로 수축하고 흉부는 조여들며 고관절과 천골이 최대치로 당겨진다.

검사 시에 중점적으로 관찰해야 할 부분이 각 손가락의 굴곡 상태이다.
다섯 손가락 전체가 손바닥에 잘 닿아 있는지를 관찰한다.
엄지와 검지 간의 거리를 체크한다.
손바닥에서 떠 있는 손가락이 있으면 그 상태를 상세하게 기록한다.
얼마만큼 떠있는지 몇 번째 마디 굴곡이 잘 안되었는지를 세심하게 기록한다.

다섯 손가락 억제 시 엄지 검지의 상태는 피질과 자율신경 간의 관계를 볼 수 있는 근거가 된다. 또한 피질과 망상체의 관계, 피질과 시각 경로의 관계, 피질과 가슴 신경 가로막 신경과의 관계, 피질과 천골 신경 고관절 신경과의 관계를 볼 수 있는 근거가 된다.
다섯 손가락 억제 시 3지의 상태는 피질이 억제 체계가 되었을 때 피질 경로 전반의 상태를 볼 수 있는 근거가 된다. 피질이 억제되면 가바 분비가 촉진된다. 가바 분비 시에 피질의 반응 상태는 파킨슨병을 진단하는 하나의 근거가 된다. 파킨슨은 도파민 분비 저하로만 생기는 것이 아니다. 가바 과다 분비, 아세틸콜린 과다 분비, 노르아드레날린 분비 저하로도 생긴다.
뇌척수로 검사를 통해 파킨슨의 원인을 정확하게 찾을 수 있고 치료 방향을 제시받을 수 있다.
다섯 손가락 억제 시 4지의 상태는 삼차신경 척수핵 경로와 피질 경로의 관계를 알 수 있는 근거가 된다.
척수핵과 피질 기능이 호환이 안 되면 척추에 근골격 상태가 틀어지는 원인이 된다.
삼차신경 척수핵 경로는 어금니에서 생성하는 생체 전기를 받아들여서 주행 경로상에 연접한 신경들에게 생체 전기를 공급하는 역할을 한다. 특히 피질이 수축되었을 때 이완 시켜주는 기능을 척수핵이 하는데 서로 간에 호환성이 떨어지면 이 기능이 작동하지 못한다. 결과로 생겨나는 질환들이 척추협착증, 측만증, 디스크, 관절염 등이다.
참고로 어금니의 생체 전기 생성 기능이 떨어질 때 사랑니가 돋아난다.

사랑니는 쓸모없는 이빨이 아니다. 절대로 빼면 안 된다.

다섯 손가락 억제 시 5지의 상태는 피질과 부신경의 관계를 볼 수 있는 근거가 된다
부신경의 주된 기능은 자율신경 조율이다. 더불어서 승모근에 가해지는 압력 상태와 목빗근의 회전 정도에 반응해서 아드레날린 분비에 영향을 미친다.
피질 수축으로 목과 어깨가 경직되면 부신경이 수축되면서 자율신경 조절력이 떨어진다. 그 결과로 생겨나는 다양한 질병들이 있다.
자율신경 실조증, 오십견, 불면증, 고혈압, 저혈압 등이 대표적인 질병이다.

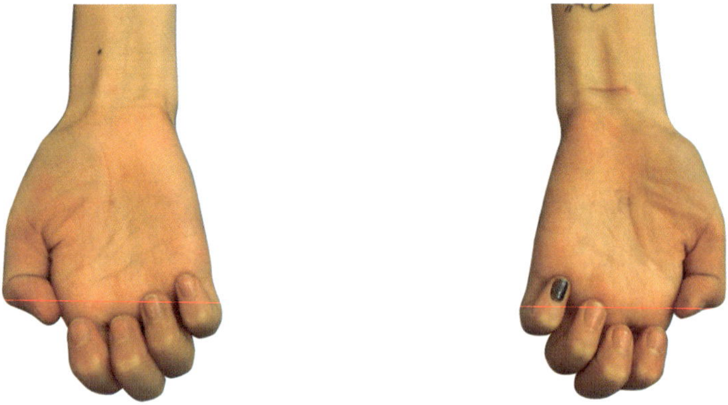

각 손가락의 굴곡 상태를 살펴본다.

오른쪽 3지 위쪽으로 약간 솟아 있다.
- 피질 수축시 오른 피질 경로가 좀 더 수축되면서 나타나는 증상이다.
  3지 손가락 관절염 증상이 있다.
  자율신경 항진 시와 비교해 보면 좋은 편이다. 그나마 피질 미세 감각 부분은 건강한 상태다.

왼쪽 검지 약간 떠 있다.
- 피질 수축 시 왼쪽 중뇌핵 경직이 더 심해지고 미주신경도 더 항진된다.

엄지 검지 간격 적당한 거리 유지한다.
- 피질 운동으로 턱관절 교정하고 자율신경 간의 길항성을 회복시킨다.
  흉부, 천골부 상태도 함께 교정된다.

나머지 손가락 상태는 괜찮다.

**<엄지발가락 검사법>**

엄지발가락은 하지 적핵 경로이다.
중뇌부에서는 적핵의 상하 상태를 판단하는 근거가 되고 교뇌부에서는 소뇌와 연결 상태를 보는 근거가 된다.
2.3.4.5지 발가락은 하지 피질 경로이다.
발가락 검사를 통해서는 하지 쪽으로 주행하는 뇌척수로 상태를 전반적으로 들여다볼 수 있다. 특히 전정척수로와 적핵 피질척수로의 관계를 세밀하게 살펴볼 수 있다.
대뇌피질 영역에서 엄지발가락은 두정부 피질 바로 아래쪽에 위치한다.
피질 영역에서는 성선 신경총과 연접해 있다.

발가락의 굴곡 상태를 체크한다.
엄지발가락 굴곡 상태를 관찰한다.
나머지 2.3.4.5지의 상태를 한 묶음으로 관찰한다.
2.3.4.5지의 상태를 개별적으로 관찰한다.

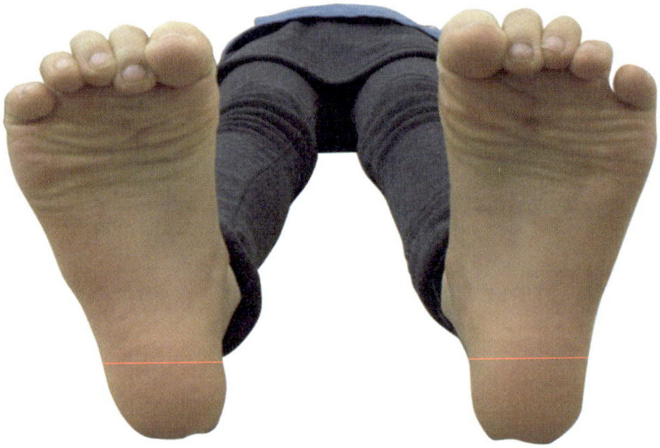

양쪽 발가락 상태를 비교한다.
발가락을 구부린 상태에서 발목을 쭉 뻗도록 한다.

그런 다음 발목 각도를 체크한다.
180도로 수평을 유지하면 정상이다.

- 만약 180도가 나오지 않으면 중뇌적핵이 상하로 수축된 것이다.
  이런 경우에는 목뼈 협착이나 목 디스크가 생길 수 있다.
  척추 쪽에도 같은 증상이 생길 수 있다.

엄지발가락 굴곡 상태는 정상이다.

- 하지 적핵은 건강하다.
  엄지발가락은 간과 비장이다. 엄지발가락의 좌, 우로 간과 비장의 경락이 흐른다.
  엄지발가락의 굴곡 상태를 놓고 간과 비장의 상태를 알 수 있다.
  힘줄과 근육의 상태도 알 수 있고 소화기계통과 면역 상태도 알 수 있다

검지 발가락이 엄지발가락 위로 올라타 있다.

- 검지 발가락은 위장이다. 위장의 활동이 왕성해서 간과 비장의 상태를 억압한다.
  위산과다. 만성위염 위궤양이 생길 수 있다.

오른쪽 4지 굴곡 완전하지 않고 왼쪽 4지 굴곡 안 된다.

- 발가락 3지는 폐에 해당하고 4지는 방광에 해당된다.
  방광기능 안 좋다. 천골 부교감신경 지나치게 항진돼서 방광이 수축된 상태이다.
  왼쪽이 더 수축되어 있다.

양쪽 5지 굴곡 모두 안 된다.
- 발가락 5지는 심장이다. 심장 상태 안 좋다.
  양쪽 다 혈압 떨어져 있다.

* 여기까지 한 사람의 사진을 근거로 뇌척수로 약식 진단을 해 보았다.
약식 진단이지만 방대한 영역의 상태가 적나라하게 드러났다.
위의 자료를 근거로 삼차신경, 자율신경, 피질 경로의 상태를 정리해보고 망상체의 형태를 파악해 보자.
그런 다음 치료 설계를 해보자.

* 삼차신경

삼차신경의 상태는 검지, 엄지, 4지의 굴곡 형태로 파악한다.
검지 첫째 마디는 삼차신경 중뇌핵의 상태이다.
오른쪽 중뇌핵은 약간 경직되어 있다.
왼쪽은 경직이 지나치게 이루어져서 탄력이 소실되었다.
중뇌부 등 쪽 수도관 영역은 좌우 불균형이다.
교뇌부는 삼차신경 주감각핵과 운동핵이 자리하고 있는 영역이다.
주감각핵의 상태는 검지 둘째 마디 굴곡 상태로 파악하고 운동핵의 상태는 엄지 둘째 마디 굴곡 상태로 파악한다.
양쪽 모두 주감각핵 경직되어 있다.
운동핵도 경직되어 있다.
교뇌부 좌우 수축형이다.

연수부는 삼차신경 척수핵이 자리하고 있는 영역이다.
4지 상태로 척수핵의 상태를 파악한다.
4지 상태는 정상적이다. 하지만 연수 등 쪽이 전반적으로 휘어져 있기 때문에 척수핵도 그 영향을 받는다. 미주신경이 과도하게 항진되어 있고 피질 경로가 수축되어 있어서 척수핵 경로가 고립된 상태이다. 척수핵 기능이 약해져 있다.

* 자율신경

시상부에서부터 자율신경 균형이 깨어져 있다.
중뇌부 시각 경로 수축되며 부교감 과도 항진되어 있다.
연수부 부신경 수축으로 자율신경 조절력 상실되어 있다.
경수부 가로막신경과 미주신경 불균형으로 교감 항진력 떨어지고 흉수부 가슴신경과 미주신경 불균형으로 교감 항진력 떨어져 있다.
천골부 부교감 과도 항진.
전반적인 자율신경 실조증.
원인은 동안신경 수축과 부신경 수축이다.

* 피질 경로

피질 경로는 적핵 경로와 의식 경로를 포괄한다.
오른쪽 피질 경로 대뇌 피질부터 수축돼서 어깨까지 이어진다.
오른 시각피질 수축. 왼 청각 경로 수축. 언어 경로 피질 적핵 수축.
중뇌 적핵 수축. 천골부 피질 감각 둔화되어 있다.

허리 피질 경로 척수핵 경로와 동떨어져 있다.
허리부 피질 수축되어 있다.

* 망상체 구조

망상체 구조를 판단하는 것은 여덟 개의 삼차신경 신경핵을 근거로 한다. 삼차신경 신경핵은 망상체의 네 부위에 좌우로 분포되어 있다.
중뇌핵 적핵과 피질의 관계로써 중뇌 상부의 상태를 판단한다.
- 양쪽 다 경직되어 있으나 왼쪽 수축이 심하다.
  왼 앞뒤 수축. 오른 앞뒤 수축.

운동핵과 주감각핵의 관계로써 교뇌의 상태를 판단한다.
- 교뇌부 좌우 수축.

미주신경과 척수핵 부신경의 관계로써 연수의 상태를 판단한다.
- 오른 연수 등 쪽, 배 쪽으로 함몰되어 있고 배 쪽은 부풀어 있다. 좌우 모두 상하 수축되어 있다.

* 치료의 설계

치료 설계는 망상체 구조를 정상적으로 복구시키는 것을 목표로 한다.
뇌척수로 운동요법이 기본적으로 쓰이고 도드리요법과 발성요법, 식이요법 등이 쓰인다. 상황에 따라서 양의학의 치료방법과 한의학의 치료 방법을 병용해서 쓸 수도 있다.

앞서 살펴보았듯이 망상체의 형태와 구조에 영향을 미치는 것이 삼차신경과 자율신경, 피질과 적핵 경로, 전정척수로와 시개척수로 등 망상체를 주행하는 모든 뇌척수로 경로이다. 때문에 망상체의 구조를 바로잡으려면 모든 척수로 경로를 교정해야 한다.
얼핏 보기에 '그것이 가능할까?'라고 생각할 수도 있다.
하지만 그것이 가능하다.
손가락 발가락 모양을 보고 망상체 구조를 들여다보았듯이 손가락 발가락의 교정을 통해 망상체 구조를 바로잡는다.
손가락 발가락이 교정되면서 뇌척수로가 교정되고 망상체가 교정된다.

망상체를 이루고 있는 세 영역에서 균형이 깨어지면 눈, 귀, 코, 입, 머리, 몸통의 균형이 깨어지고 장부 균형이 깨어지며 면역균형이 무너진다.
특히 세포 통신체계가 단절되면서 세포 간에 유전정보의 공유가 차단된다.
대부분의 질병이 여기에서 시작된다.
난치병일수록 그 원인이 망상체에 있다.

* 중뇌 상부 교정은 검지 운동으로 한다.

양손의 검지 첫째 마디와 둘째 마디 굴곡이 똑같이 이루어지도록 자세를 잡아준다.
처음에는 잘 안되는 손가락을 기준으로 굴곡운동을 해주고 힘이 붙으면 잘 되는 쪽에 맞추어서 운동한다.

굴곡 운동 시 반드시 지켜야 할 것이 있다.
최대한 천천히 손가락을 움직이는 것이다. 천천히 움직일수록 교정이 빨라진다.
다른 손가락은 반듯하게 고정시키고 검지만 움직여야 한다.
이 운동으로 전정 기능이 회복되고 미주신경 항진이 해소되며 중뇌핵의 경직이 풀어진다. 그 밖에 검지에 해당되는 모든 영역에서 교정이 일어난다.

* 교뇌부 교정은 엄지 검지 운동으로 한다.

엄지 검지 운동 시에도 다른 손가락을 고정시키고 엄지 검지만 굴곡 시킨다.
굴곡 시 엄지 검지 간의 거리가 좁혀지지 않도록 한다.
이 운동으로 시각 경로가 교정되고 자율신경 간에 길항성이 복구된다.
턱관절이 교정되고 흉곽이 잡아지며 천골이 교정된다. 간 비장 간에 균형이 회복되면서 면역력이 회복된다. 그 밖에 엄지 검지가 동시에 자극될 때 반응하는 모든 부위가 교정된다.

* 연수부 교정은 엄지 검지 구부리고 3.4.5지 운동하기와 엄지 검지 펴고 3,4,5지 운동하기로 한다.

엄지 검지 구부리고 3.4.5지 운동하기는 교뇌와 중뇌부를 수축시킨 상태에서 연수부를 자극하는 방법이다.
자율신경을 항진시킨 상태에서 연수부를 자극하기 때문에 강력한 교정 효과가 있다. 그런 만큼 동작을 진행하면서 드러나는 반응들도 격렬하다.
숨이 차고 가슴이 답답해지며 구토가 일어나고 온몸이 두드려 맞은 것처럼 통증이 생긴다.
때로는 온몸에 떨림이 일어나서 제멋대로 움직이기도 한다.
그렇다 하더라도 운동을 중단하면 안 된다.
어느 한순간 고비를 넘게 되면 거짓말처럼 고요한 상태가 찾아온다.
위 검사자 같은 경우는 파킨슨증후군이다.
오른쪽 흑질이 수축되어 있고 피질 경로와 적핵 경로가 수축되어 있으며 동안 신경이 수축되어 있기 때문이다.
도파민 분비 저하. 가바 과다 분비. 아세틸콜린 과다 분비. 노르아드레날린 분비 저하는 파킨슨을 일으키는 네 가지 원인이 중첩된 경우이다.
발목을 쭉 뻗었을 때 발목 각도가 180도가 안 나오면 적핵이 상하로 수축되어 있는 상태이고 이런 경우라면 파킨슨이 생길 수 있는 다섯 번째 인자를 갖고 있는 것이다. 삼차신경 척수핵 기능이 저하되어 있고 항 이뇨 호르몬 분비가 저하되어 있으면 여섯 번째 파킨슨 인자를 갖고 있는 것이다.
이분 같은 경우 파킨슨을 치료하려면 다섯 손가락 운동과 엄지발가락 운동을 병행해야 한다.
엄지 검지 펴고 3.4.5지 운동하기는 중뇌와 교뇌를 이완 시킨 상태에서 연수를 자극하는 동작이다. 엄지 검지 억제하고 운동하는 것보다는 훨씬 동작하기가 쉽다.
이 동작은 엄지 검지의 각도를 90도로 유지한 상태에서 해야 한다.
이 분 같은 경우는 시각 경로가 수축되어 있기 때문에 이 동작을 유지하기가 힘들다. 이런 경우에는 엄지 검지를 고정시킬 수 있는 보조 기구를 활용한다. 적당한 도구로 엄지 검지를 벌린 상태에서 고정시키고 3.4.5지 운동을 한다.
운동을 하다 보면 헛구역질이 나고 체기가 생긴다. 이런 증상이 나타나면 연수가 교정되고 있는 것이다. 잠시 불편하더라도 계속하면 증상이 사라진다.

* 피질과 적핵 경로 교정은 다섯 손가락 운동과 엄지발가락 운동으로 한다.

이 운동으로 피질 수축과 적핵 상하 수축을 교정한다.
이 검사자의 경우는 발목 운동이 제대로 안 될 것이다.
발목을 쭉 뻗을 때 180도를 만드는 것이 혼자 힘으로는 어렵기 때문이다.
그럴 때는 도움을 주어야 한다.
발목을 쭉 뻗을 때 옆에서 발목을 잡고 눌러줘야 한다.
이 동작이 쉽지가 않다. 운동을 하는 사람도 다리에서 쥐가 나서 고통스럽고 발목을 눌러 주는 사람도 엄청난 후유증을 앓게 된다.
일주일 동안 발목 교정을 도와주시던 분이 전신 통증으로 병원에 입원한 적도 있었다. 발목을 눌러 주다 보면 환자의 몸에서 표출되는 엄청난 냉기를 온몸으로 받아들이게 된다. 이 냉기는 에어컨 바람 보다 더 지독하다.
발가락 운동을 하는 환자의 발밑에 앉아 있으면 서늘하고 음습한 냉풍이 일어난다. 이 냉풍이 무거운 바람이다. 이 바람은 골수로 파고드는 힘이 대단하다. 그 바람을 맞으면 뼈마디가 쑤시고 아프다. 장시간 노출되면 중풍이 생긴다. 골수로 이 바람이 파고들어서 해소되지 않으면 그로 인해 다양한 질병이 야기된다. 백혈병이나 골수염 악성빈혈 등이 이런 경우에 생긴다.
발목 교정을 무리 없이 하기 위해서는 발목 교정기가 개발되어야 한다.
발목 교정 시 발목을 눌러 주는 것은 반드시 건장한 남자가 해야 한다.
한 사람이 10분 이상 해서도 안 된다. 세 사람이 10분씩 교대로 하면 무리가 없다.
교정의 효율과 교정 시 환자의 고통을 줄이기 위해 도드리요법이 병행된다.
이 분 같은 경우는 흉수 1,2,3번과 심장에 도드리 하나를 붙이고 경수 4번과 요수 2번에 도드리 하나를 붙인다. 발목 교정이 더디게 진행되면 양쪽 발목에 위아래로 하나씩 붙여 준다. 도드리 요법과 발가락 운동을 병행했을 경우에 파킨슨이 치료되는 것은 3개월이 넘지 않는다.

### 4) 체감각 진단법

심진, 기진의 기법과 머리의 체감각 센서를 활용하여 병의 원인처를 찾는 진단법이다.
두부체감각 진단법과 신체체감각 진단법이 있다.
대부분의 난치병들은 머리부와 몸통부, 천골부를 이루고 있는 세포들 간에 유전적 공명이 단절되면서 생겨난다.
특히 머리부를 이루고 있는 세 영역 안에서 균형이 깨어지면 그와 연관된 하부 영역에서 질병이 나타난다.
두부체감계 진단은 머리부의 이런 상태를 정확하게 진단하는 방법이다.
두부체감각 진단을 하기 위해서는 시전자의 두부체감각이 온전하게 균형을 유지해야 한다. 그러려면 두부체감각 교정술을 익혀야 한다.

*** 두부체감각 교정술**

두부체감각이란 머리를 지배하는 감각 체계를 말한다.
이는 삼차신경과 안면신경, 자율신경과 피질 감각의 연계로서 이루어져 있다.
두부체감각계는 삼차신경이 제공해 주는 생체 전기를 통해 유지되고 운영된다.
생체전기 생성원은 이빨이다.
이빨의 저작활동으로 만들어지는 생체 전기는 최대 350 mV 이다.
아랫니와 윗니의 압전효과로 생성된 생체 전기는 삼차신경에 제공된다. 삼차신경은 그 전기를 받아들여 좌우 여덟 개의 신경핵에 배분한다. 여덟 개의 삼차신경핵은 주변의 다른 신경에게 생체 전기를 공급한다. 망상체 영역에 분포한 열한 개의 뇌신경은 삼차신경으로부터 제공된 생체 전기를 통해 시냅스 기능을 활성화시킨다. 눈, 귀, 코, 입, 얼굴 피부감각을 지배하는 자율신경과 피질 경로, 안면신경은 삼차신경이 제공해 주는 생체 전기를 통해 그 기능을 수행한다. 만약 이빨의 압전 활동이 원활하게 이루어지지 않으면 생체전기 생성량이 줄어 들어서 삼차 신경의 활동이 둔화되고 그 결과로 눈, 귀, 코, 입, 머리의 기능이 저하된다. 특히 뇌하수체의 기능이 저하돼서 호르몬분비 체계가 망가진다.
이 결과로 생겨 나는 질병은 방대하다. 거의 대부분의 질병들이 이 과정에서 생겨난다. 치매, 중풍, 파킨슨, 루게릭, 소아마비, 뇌성마비 등등의 중추신경계 질환 대부분과 각종 암, 면역성 질환, 당뇨나 혈압 갑상선 질환 같은 내분비성 질환에 이르기까지 그야말로 난치성 질환의 99%가 여기에서 생겨난다.
두부체감각계 진단을 통해서는 이런 질병들이 생겨나는 원인을 찾을 수 있고 두부체감각 교정을 통해서는 그 원인을 치료할 수 있다. 두부체감각 교정법은 그 자체가 치료법이다.

두부체감각 교정의 시작은 자기 상태를 인식하는 것이다.
순서 대로 나열하면서 구체적인 방법을 설명해 보겠다.

1. 바른 자세로 의자에 앉아서 양쪽 검지를 똑같은 각도로 구부린 상태로 5분간 유지한다. 이때 허리는 꼿꼿하게 편 상태라야 한다.

- 전정 기능을 회복하기 위한 동작이다. 전정 기능이 복구되지 않으면 자기 상태를 인식하지 못한다.

2. 자신의 코끝을 바라본다. 이때 확인해야 할 것이 있다. 코의 왼쪽 면이 보이는지 오른쪽 면이 보이는지를 확인하는 것이다. 눈동자를 좌우로 돌리면서 보이는 코의 옆면을 비교해 본다. 어느 쪽 면이 명확하게 보이고 어느 쪽 면이 흐릿하게

보이는지 확인한다.

- 외전신경과 도르래신경의 상태를 보기 위한 것이다. 외전신경과 도르래 신경은 전정과 적핵, 피질이 지배하는 영역이다. 전정의 센서가 작동해서 적핵과 피질을 자극했을 때 눈동자가 움직인다. 이때 눈동자가 움직이는 범위와 각도는 눈의 시각 상태를 결정하는 원인이 되고 목뼈와 어깨, 허리 고관절의 상태를 결정하는 원인이 된다. 결정적으로 두부체감각계의 상태를 만들어 내는 한 가지 원인이 된다. 처음 코를 바라보았을 때 인식되는 면이 평소 시각의 각도이다. 그 범위만큼 반대쪽 시각은 가리어져 있다. 이렇게 되면 목뼈의 각도도 인식되는 반대 방향으로 기울어 있다. 어깨는 인식 면 쪽으로 경직되어 있고 허리는 반대 방향으로 틀어져 있다.

코의 옆면을 바라보았을 때 인식되지 않았던 쪽으로 시각을 고정시키면 그 면은 이중으로 인식되든지 아니면 흐릿하게 인식된다. 그 자세를 지속하면 눈이 피곤해지고 어지럼증이 생긴다. 시력상태로 보면 이쪽 눈은 근시가 되어 있다.
안 보이는 면에 시각을 집중하고 좌우가 똑같이 인식될 때까지 이 동작을 반복한다. 계속하면 구토가 나올 수도 있다. 그런 증상이 나타나면 교정되고 있는 것이다.
코의 정 중앙선이 똑바로 인식될 때까지 계속한다.

3. 눈을 감고 양쪽 귀를 느껴 본다. 그런 다음 귀의 높이를 가늠해 본다.
눈을 중심으로 해서 수평으로 이동한 다음 귀의 좌우 높이를 가늠해 본다.
높이가 똑같으면 정상이다. 하지만 차이가 나면 비정상이다.
귀의 높이를 결정하는 것은 턱관절이다. 턱관절이 내려가 있으면 귀의 높이가 함께 내려간다. 턱관절을 지배하는 신경이 삼차신경이다. 운동핵과 중뇌핵 주감각핵이 턱관절을 지배한다. 엄지 검지 억제를 했을 때 엄지 검지 사이가 좁아져 있으면 턱관절이 수축된 것이다. 턱관절 교정으로 귀의 높이가 똑같아지면 삼차신경도 함께 교정된다.

- 엄지 검지 억제를 시킨 상태로 5분 정도 유지한다. 자세는 바른 정 자세이다.
좌우 손가락 간격이 다르면 도구를 사용해서 똑같은 간격으로 고정시킨다. 이때 양쪽 손의 높이는 수평을 유지해야 한다.
그런 다음 높이가 내려가 있는 쪽의 어금니를 지긋하게 물어준다. 어금니 교합을 맞추는 것이다. 귀가 내려가 있는 쪽 어금니는 맞물려 있지 않고 떠 있는 상태이다. 이런 상태에서 어금니를 물어주면 턱관절이 자극되면서 귀의 위치가 올라간다. 양쪽이 수평을 유지하면 그 상태를 유지한다. 어금니를 물어줄 때 너무 강한 힘을 주면 안 된다. 천천히 지긋하게 힘을 주면서 턱관절과 귀의 상태를 살펴야 한다. 몇 번 반복하다 보면 귀의 높이가 맞춰진다.

4. 천천히 숨을 들이쉬면서 콧속으로 들어가는 호흡량을 느껴본다.
그런 다음 왼쪽 코와 오른쪽 코의 호흡량을 비교해 본다.
호흡량이 똑같으면 정상이다. 차이가 나면 교정해야 한다.

코의 호흡량과 호흡의 속도는 교감신경을 자극하는 원인이 된다. 호흡량이 많아지고 속도가 빨라지면 교감신경이 항진된다.
코가 막혀서 호흡량이 줄어들면 교감항진력이 떨어지면서 몸이 냉해진다.
심장 박동도 느려지고 자율신경 조절력이 상실된다.
비공 막힘이 장기화되면 폐가 수축되고 비장 기능이 저하된다.

- 코의 교정은 목의 좌우 각도를 조절해서 이룬다.
호흡량이 적은 반대쪽으로 목을 기울이고 천천히 숨을 들이쉰다. 그런 다음 호흡량을 확인한다. 막힌 코가 뚫리고 호흡량이 충분하면 목을 세운 다음 다시 호흡해 본다. 호흡량이 똑같으면 다음 과정으로 가고 차이가 나면 다시 반복한다. 목신경 3.4번은 교감신경이 시작되는 자리이다. 호흡량이 작은 쪽은 교감신경이 약해져 있다. 그런 상태에서 반대쪽으로 목을 기울여서 목빗근을 늘려주면 같은 쪽에 목신경이 자극되면서 교감신경이 항진된다.

5. 눈을 감고 자기 입술을 느껴본다.
입술에 약간 힘을 주면서 눌러 본 다음 힘을 빼고 양쪽 입술 꼬리의 상태를 느껴 본다.

- 입술 꼬리의 감각 상태를 체크하기 위한 동작이다. 느낌의 강도가 똑같으면 정상이고 서로 다르면 비정상이다. 다를 경우 발성법을 통해 교정한다.

입술 꼬리의 높이를 가늠해 본다. 반듯하게 균형을 유지하고 있으면 정상이다.
입술 중앙선을 중심으로 좌우 촉감을 느껴 본다. 어느 한 쪽이 부풀어 있는지 아니면 수축되어 있는지를 살펴본다.
입술 꼬리의 위치를 가늠해 본다. 어느 한쪽이 뒤쪽으로 밀려 있는지 아니면 같은 거리를 유지하고 있는지를 느껴본다.

- 입술은 안면 신경의 지배 영역이다. 안면신경의 균형이 깨어지면 뇌혈관에 대한 압력 조절 기능이 떨어진다. 뇌혈관의 압력이 조절되지 못하면 뇌경색이나 뇌출혈이 생긴다. 그렇게 되면 피질이 훼손된다.
입술의 체감각 상태는 피질 상태의 반영이다. 입술 감각이 무디어져 있으면 피질이 경직되어 있는 것이고 균형이 깨어져 있으면 피질 상태가 불균형한 것이다.
안면신경을 교정함으로써 훼손된 피질을 복구시킨다. 안면신경 교정 시에 쓰이는 발성법이 미음 발성법이다.
양쪽 검지 끝을 입술 꼬리에 대고 미~~~~~음!! 하고 길게 발성한다.
그러면서 입술 꼬리가 떨리는 느낌을 검지 끝에서 느낀다. 양쪽 입술 끝에서 똑같은 강도로 느껴질 때까지 계속한다.
양쪽 손바닥을 양쪽 볼에 살포시 붙인다. 그런 다음 미~~~~~음!! 하고 길게 발성한다. 손바닥을 통해 볼 떨림을 느껴 본다. 양쪽 떨림이 균등해질 때까지 동작을 계속한다. 이 방법을 통해 입술의 불균형을 해소하고 안면신경을 바로잡는다. 발성법의 구체적인 기법은 명상치료법에서 소개하겠다.

6. 눈을 감고 양쪽 측두엽 끝을 인식한다.

- 측두엽 끝이 안 느껴지면 양쪽 어금니에 지긋이 힘을 주면서 머리 쪽에 가해지는 압력의 끝단을 인식한다. 그런 다음 아래의 상태들을 느껴본다.

좌우 높이가 균등한지 느껴본다.

- 좌우 높이가 다를 경우 낮은 쪽의 어금니를 지긋이 물어주면서 압력의 끝단을 주시한다. 좌우 높이가 똑같이 느껴지면 가해진 압력을 지속시키면서 자세를 유지한다.

양쪽 머리의 앞뒤 두께를 가늠해 본다.

- 앞뒤 두께가 다를 경우 앞쪽이 수축되었는지 뒤쪽이 수축되었는지를 가늠해 본다. 판단이 서면 교정에 들어간다.
피질의 앞뒤 교정은 약간 복잡한 단계를 거쳐서 이루어진다.
먼저 위에서 내려다보는 시각으로 머리 꼭대기를 느껴본다.
그런 다음 사각 상자를 머리에 씌웠다고 상상한다.
상자의 네 모서리점을 잡아 준다.
그 상태에 머물러서 상자의 모서리점과 머리 감각을 일치시킨다.
머리 감각으로 이루어진 상자를 떠올리고 앞뒤 좌우 상태를 느껴 본다.
모서리점이 기울어진 쪽이 뒤쪽에 있으면 어금니 뒤쪽에 압력을 주고 이빨 교합을 맞춰 준다.
모서리점이 기울어진 쪽이 앞쪽에 있으면 송곳니에 압력을 주고 이빨 교합을 맞춰 준다. 이빨 압력이 가해질 때 기울어졌던 모서리점이 다시 회복되는 것을 느낄 수 있다.

두정부 피질과 측두엽 피질, 시각 피질의 좌우 앞뒤 균형은 이빨의 교합 상태에 따라 형성된다. 어금니에서부터 송곳니까지 교합이 잘 맞춰진 사람은 두부체감각계가 정상 상태를 유지한다. 하지만 이빨 상태는 시시때때로 변화를 일으킨다. 때문에 두부체감각계는 항상 균형이 깨어져 있다. 하루에 세 번 정도 교정을 해주면 건강을 유지하는 것에 많은 도움이 된다.

두부 체감각 교정의 순서는 그 자체가 두부체감각 진단의 순서이다.
자기 교정을 하면서 순서가 익혀지면 상대와 똑같은 순서대로 일치해서 그 상태를 기록한다. 그림으로 그려서 표현하고 설명을 덧붙여 주면 서로 소통하는데 많은 도움을 준다.
두부체감각 진단 시에 중뇌부 상태에 대한 진단은 눈의 상태와 귀의 상태를 진단하면서 함께 이루어진다.
교뇌부 상태에 대한 진단은 상악상태와 이빨 교합 상태를 진단하면서 이루어진다. 연수부 상태는 입술과 볼 상태를 진단하면서 함께 이루어진다.
신체체감각 진단 또한 시전자의 신체체감각 센서가 활성화되어 있어야 한다. 그러기 위해서는 기공과 소승불교의 살갗 수행을 익혀야 한다.
신체체감각 진단을 할 때에도 살갗 수행의 절차와 순서에 따른다.

*** 살갗 수행법**

살갗 수행법은 불교의 사념처 수행법에서 유래되었다.

사념처란 생명의 몸과 마음을 이루고 있는 네 가지 요소를 일컫는다.
신념처, 수념처, 의념처, 법념처가 그것인데 살갗 수행은 신념처관의 공법을 분리시켜서 몸을 관찰하는 방법으로 특화시킨 수행법이다.
부처님께서는 생명의 몸을 바깥몸과 안 몸으로 구분하셨다.
바깥몸은 육체의 몸이다.
안 몸은 영혼의 몸이다.
마음 또한 진여심과 생멸심으로 구분하셨다.
사념처관 중 신념처관은 바깥 몸을 관찰하는 방법이고 수념처관은 안 몸을 관찰하는 방법이다.
의념처관은 생멸심을 관찰하는 방법이고 법념처관은 진여심을 관찰하는 방법이다.
생멸심은 의식, 감정, 의지로 이루어져 있고 진여심은 본성, 각성, 밝은 성품 에너지로 이루어져 있다.
불교의 사념처관법은 후대로 전해지면서 다양한 기법으로 나누어진다.
살갗 수행법은 그 과정에서 생겨난 독특한 수행체계이다.
뇌척수로 운동법 또한 사념처관의 기법이 많은 부분에서 공유된다.
살갗 수행은 크게 두 단계로 나누어진다.
첫째가 호흡법이다.
둘째가 관법이다.

## * 살갗 호흡법

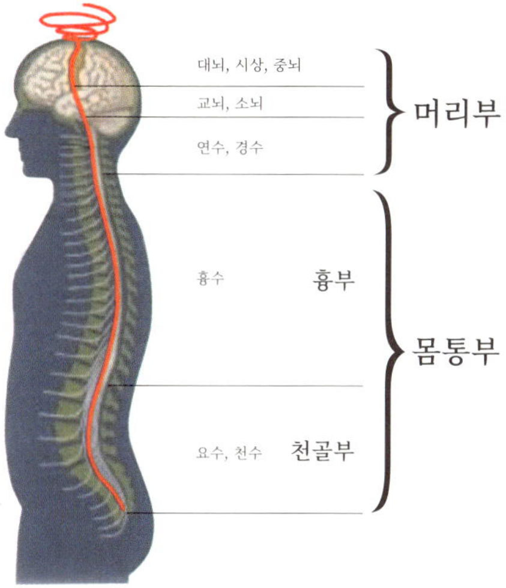


**<살갗 수행 호흡 경로>**

그림과 같이 숨을 들이쉰다.
천천히 아랫배로 숨을 빨아들이는데 의지를 두는 곳은 백회이다.
숨을 들이쉴 때 호흡의 감각을 백회에서 느낀다.
숨이 빨려 들어갈 때 백회가 조여드는 듯한 느낌이 들면 감각이 열린 것이다.
백회의 들숨 감각이 명확하게 인식되면 조여드는 느낌을 나선 형태로 만든다.

의도를 갖고 노력하면 점차로 나선의 감각이 명료하게 세워진다.
백회의 표면에서 형성된 나선 느낌을 시상까지 끌어들인다.
숨을 들이쉬는 속도와 나선의 느낌을 일치시킨 상태에서 천천히 들이쉬어야 한다.
나선 느낌이 시상까지 내려오면 의식이 몽롱한 상태가 된다.
시상이 가바로 인해 억제되면서 세타파 상태가 된 것이다.
나선 느낌으로 시상 억제가 능숙하게 이루어지면 숨을 끌어들이는 범위를 연수까지 확장시킨다. 백회에서 연수까지 밋밋한 기둥이 세워진 느낌이 들면 성취된 것이다.

여기서부터는 날숨을 수련한다.
연수까지 들이쉰 숨을 좌, 우로 나누어서 얼굴 쪽을 향해 내쉰다.
그러면서 전체 뇌신경의 자극을 느껴본다.
눈, 귀, 코, 입 얼굴의 자극을 느끼면서 좌우 감각이 균형 있게 인식되고 있는지를 살펴본다. 좌우 감각의 균형이 깨어져 있으면 복구될 때까지 반복한다.
들숨으로 억제하고 날숨으로 활성화시킨다.
이 과정을 꾸준하게 수련하면 뇌신경의 좌우 균형이 회복된다.
나아가서 두부체감각계도 교정된다.
연수부까지 뇌신경의 균형이 잡아진 상태에서 두부체감각을 인식해 본다.
눈, 귀, 코, 입, 얼굴, 두정부 피질의 네 모서리가 균형을 유지하고 있으면 두부체감각계가 교정된 것이다.

연수부 교정이 이루어졌으면 다음 단계 호흡으로 수련을 심화시킨다.
백회에서 끌어들인 나선의 느낌을 꼬리뼈 끝까지 이끌어 간다.
천천히 호흡을 들이쉬면서 연수까지 내려왔던 나선의 느낌을 꼬리뼈 끝까지 끌고 간다.
경수부와 흉수부를 지날 때 느낌이 살아 있는지 관찰하고 요수부와 천수부를 지날 때도 느낌의 상태를 관찰한다.
나선의 감각이 꼬리뼈 쪽으로 내려갈 때는 빽빽하게 억제된 느낌이 척수 전반에 걸쳐서 형성된다. 반복해서 수련하면 이 느낌이 더 커진다.
억제된 느낌이 명확해지면 날숨 수련을 한다.
날숨 수련은 네 단계로 나누어서 진행한다.
첫 번째 단계가 경수부 날숨이다.
경수부의 목신경은 8개 분절로 이루어져 있다. 3번 분절부터 팔 신경과 연결된다.
8번 경수까지 숨을 들이쉬고 경수부를 억제시킨다.
그런 다음 천천히 숨을 내쉬면서 양쪽 팔 쪽으로 호흡의 느낌을 유도한다
목 어깨를 거쳐서 손가락 끝까지 느낌이 전달되면 제대로 된 것이다.
양쪽 팔로 내려가는 느낌이 균등하면 목 신경과 팔 신경이 교정된 것이다.
처음에는 저르르하는 느낌이 팔을 타고 내려간다.
그러다가 수련이 깊어지면 빽빽하고 뜨거운 느낌이 팔을 타고 내려가서 손바닥에 모여 있다.
이런 방법으로 신경을 씻어 내는 것을 '세수'라 한다.
살갗 수행의 호흡법은 그 자체가 '세수법'이다.

목 신경과 팔 신경을 세수할 때는 손가락에 힘을 빼고 자연스럽게 펴 주어야 한다.
경수부 세수가 끝났으면 흉수부를 씻어 준다.
호흡을 요수 2번까지 들이쉰다. 마찬가지로 나선 호흡이다.
흉수부는 12개의 가슴 신경과 2개의 요수 신경으로 이루어져 있다.
요수 2번은 배꼽 반대쪽에 위치한 척추 부위이다. 명문혈이라 부른다.
날숨에 갈비뼈를 타고 호흡의 느낌을 배 쪽으로 끌고 온다.
빽빽한 느낌이 배 쪽을 감싸면 제대로 되는 것이다.
반복해서 수련하면 흉부와 배부가 두툼한 에너지로 감싸진다.
갑옷을 입은 것처럼 든든해지는데 이렇게 되면 흉수부 세수가 성취된 것이다.
흉수부 세수가 진행되면서는 다리 쪽으로도 자극이 내려간다.
이는 요수 1, 2번이 씻어지면서 나타나는 현상이다.

다음 단계는 요수부 세수이다.
요수부는 5개의 신경으로 이루어져 있다.
이 중 1, 2번은 흉수와 함께 연동된다.
5번 요수까지 나선 호흡을 들이쉰다.
신경이 억제되면 천천히 숨을 내쉰다.
이때 양쪽 요수를 통해 호흡의 느낌을 양쪽 발로 내려보낸다.
호흡의 느낌이 고관절을 지나갈 때 두두둥 하는 진동이 생길 수 있다.
때로는 엄청난 냉기가 발 쪽으로 빠져나간다.
이런 증상이 생기면 요수부 순화가 제대로 이루어지는 것이다.

당황하지 말고 따뜻한 기운이 발 쪽을 감쌀 때까지 반복한다. 요수부가 세수 되면 발바닥이 따뜻해지면서 용천혈 부위에 압력이 형성된다.
에너지가 발 쪽에 모이면서 나타나는 증상이다.

다음은 천수부 세수이다.
천수부는 6개의 신경으로 이루어져 있다.
꼬리뼈 끝부분이 천수부 말단이다.
백회에서 들이쉰 나선 호흡을 꼬리뼈 끝까지 끌고 온다.
신경이 억제되면 숨을 내쉬면서 천수신경을 자극한다.
천천히 숨을 내쉬면서 신경이 자극되는 부위를 느껴 본다.
꼬리뼈 끝이 시리고 아랫배 쪽에서 냉기가 느껴지고 싸늘한 냉기가 등줄기를 타고 머리 쪽으로 올라온다. 어떤 경우는 오한이 생겨서 부들부들 떨기도 한다.
그야말로 냉기의 폭탄을 맞은 듯 온몸이 아우성친다.
천수부에는 엄청난 냉기가 내장되어 있다. 부교감신경이 과도하게 항진된 사람은 이 증상을 더 심하게 겪는다.
천골에 냉기가 모여 있는 것은 몇 가지 원인이 있다.
그중 가장 큰 원인이 방광이다.
반복해서 수련하면 냉증이 해소된다.
따뜻한 기운이 천골을 감싸면 천수부 세수가 끝난 것이다.
이렇게 해서 머리부와 흉부, 천골부의 세수가 이루어지면 한 번의 들숨과 날숨으로 전체 영역을 씻어 낸다. 그러려면 충분한 호흡량이 확보되어야 한다.
호흡을 통해 전체 체신경이 세수되면 말초신경의 미세 감각이 살아난다.

이런 상태가 되면 살갗 수행의 다음 과정을 진행할 수 있는 근기가 갖춰진 것이다.

* 살갗 관법

살갗 관법은 손가락 운동과 병행된다.
각 각의 손가락마다 살갗에 해당되는 영역이 있다.

검지를 편안하게 구부린다.
끝까지 힘을 주어서 구부리지 않아도 된다.
자세는 의자에 앉은 바른 자세, 무릎 높이를 수평으로 유지하고, 등받이에 기대지 않고 허리를 세워 준다. 이것이 기본자세이다.
양손을 수평으로 해서 허벅지 위에 올려놓고 검지를 구부린다.
의지를 미심에 둔다.
정확하게는 양쪽 눈썹이 시작되는 부위에 의지를 두고 머리 쪽으로 올라가는 경로와 눈 주변의 반응을 지켜본다.
삼차신경 안분지의 영역을 살펴보는 관법이다.
나선 호흡으로 꼬리뼈까지 들이쉰 다음 천천히 내쉬면서 머리부를 씻어준다.
그러면서 미심의 상태를 지켜본다.
자자작 자자작 자극이 생겨나고 심장박동이 집중한 부위에서 느껴지면 제대로 하고 있는 것이다.
머리 쪽으로 올라간 경로에서는 두개골 안쪽 감각을 살펴본다.
눈 옆으로는 관자놀이까지 상태를 살펴보고 눈 아래쪽으로는 상악뼈 접점까지를 살펴본다.

호흡은 반복적으로 지속시킨 상태이다.
미심관이 원활하게 이루어지면 그다음 단계로 간다.

호흡을 천천히 내쉬면서 경수부를 세수한다.
그러면서 가로막 신경의 경로를 관찰한다.
경수 3, 4, 5번에서 시작된 가로막 신경이 쇄골 밑으로 주행하여 폐, 심장으로 들어가고 횡격막을 거쳐서 간, 비장, 부신으로 들어가는 경로를 살펴보는 관법이다.
날숨에 목신경 3, 4, 5번의 경로를 따라 내려오면서 살갗의 감각을 살피고 해당 장부의 상태를 살펴본다. 특히 호흡이 들고날 때 횡격막의 움직임에 집중하고 그 움직임으로 야기되는 장부 상태를 지켜본다.
부신에 집중했을 때 뜨거운 열기를 감지하고 그 열기가 이동하는 경로를 지켜볼 수 있으면 제대로 된 것이다.
호흡을 꼬리뼈까지 나선으로 들이쉰 다음 천수부를 세수한다.
의지는 천골의 팔요혈을 주시한다.
검지를 억제하면 검지에 해당하는 모든 영역이 수축되고 항진된 상태이다.
특히 자율신경의 부교감 체계가 항진되어 있다.
천골에는 좌우로 여덟 개의 구멍이 뚫려있다.
그 구멍으로 천골신경이 주행한다.
검지를 억제하면 천골신경이 수축되고 부교감체계가 항진된다.
그 상태에서 천골 신경의 상태를 주시한다.
신장, 방광, 직장, 성선신경총의 상태가 드러나고 천골 안쪽에서 반응하는 교감신경의 상태가 드러난다.
살갗 호흡을 통해 천골부 세수를 충분히 이루었어도 이 과정에서 그때와 같은 반응이 나타난다. 계속하면 천골 안쪽에서 뜨거운 열기가 일어나면서 냉증이 해소된다.

다음은 엄지손가락 관법이다.
바른 자세로 앉아서 엄지손가락을 구부린다.
무리하지 않게 편안한 각도면 된다.
그 자세에서 뒤통수 시각피질 부위에 의지를 둔다.
나선 호흡으로 꼬리뼈 끝까지 들이쉰 다음 천천히 내쉬면서 뒤통수를 주시한다.
자극감이 생겨나고 심장박동이 느껴지면 날숨의 감각을 얼굴 쪽으로 끌고 온다.
뒤통수에서 상악으로 이어지는 경로를 관찰한다.
경로상에서 자극이 일어나면 그 자리에서 멈추고 자극감이 해소될 때까지 지켜본다. 이때 함께 주시해야 할 부위가 있다. 멈춘 부위에 자극이 일어날 때 다른 부위에서 동시에 일어나는 자극을 함께 지켜보는 것이다.
특히 상악부에서 멈추었을 때 다른 부위에서 일어나는 자극들을 세심하게 살펴본다. 체감각 진단의 역량을 키우기 위한 과정이다.
다양한 부위에서 자극이 일어난다. 폐, 심장, 간, 비장에서부터 각 부위의 근골격에 이르기까지 무려 40군데 정도에서 다양한 자극이 일어난다.
충분하게 관찰하고 숙지 되었으면 다음 과정을 진행한다.
엄지 억제 흉수부 관법이다.
호흡을 꼬리뼈까지 들이쉰 다음에 천천히 내쉬면서 흉수부 전체를 관찰한다.

자극감과 심장의 박동이 느껴지면 가슴 신경 전체로 심장박동을 확장시킨다.
날숨의 감각과 심장박동을 동치시킨 상태로 흉부 전체를 훑어가면서 살갗의 감각을 지켜본다.
특정한 자극이 생겨나면 그 부위에서 멈추고 다른 부위 상태를 함께 관찰한다.
다리부에 자극이 오는 것도 함께 관찰한다.
어떤 경로로 자극이 내려가는지를 살펴보고 경로를 숙지한다.
요수 1.2번의 다리 경로이다.
가슴 신경을 세수하면서 갈비뼈 안쪽의 장부 감각들을 느껴본다.
심장박동을 활용해서 의도하는 장부로 들어가고 그 자리에 멈추어서 장부 상태를 주시한다. 장부마다 반응하는 움직임이 다르다.
이 과정 또한 체감각 진단의 방법을 익히는 것이다.
체감각 진단 시 장부 진단을 똑같은 방법으로 진행한다.
관찰의 대상이 상대인 것만 다를 뿐이다.

엄지 억제 요수부 관법이다.
요수 5번까지 호흡을 들이쉰다. 천천히 내쉬면서 심장박동을 느껴 본다.
날숨과 함께 심장박동을 발 쪽으로 끌고 간다.
고관절, 엉치뼈, 대퇴골의 상태를 살펴보고 무릎과 정강이뼈의 상태도 살펴본다.
발목과 엄지발가락의 상태까지 관찰한다.
이상 자극이 느껴지면 그 자리에서 멈추고 해소될 때까지 관찰한다.
다른 부위의 공명점도 함께 관찰한다.

* 3지 억제 살갗 관법

3지 손가락 끝을 엄지손가락으로 지그시 누른 다음 첫째 마디와 둘째 마디를 살포시 구부린다. 3지에는 약간의 힘만 들어가 있는 상태이다.
나선 호흡을 꼬리뼈 끝까지 들이쉰 다음 천천히 숨을 내쉬면서 체감각계 전체를 자극한다.
머리부, 경수부, 흉수부, 요수부, 천골부 순서로 내려가면서 등 쪽에서 배 쪽으로 호흡의 감각을 이끌어 간다.
몸은 힘이 빠진 상태로 긴장하면 안 된다.
앞의 과정을 세 번 반복한 다음 의지를 백회에 둔다.
숨이 머릿속으로 빨려 들어갈 때 호흡의 감각을 따라서 머릿속으로 들어간다.
그런 다음 눈으로 본다는 의도를 갖고 머릿속을 들여다본다.
호흡의 경로를 따라 각 부위를 단계적으로 들여다본다.
꼬리뼈 끝까지 따라 내려갔다가 역으로 되돌아와서 백회에 머문다.
머리부를 지나갈 때는 대뇌막, 시상막, 중뇌막, 교뇌막, 연수막을 인식해 보고 경수부 아래를 지날 때도 각 분절의 상태를 느껴 본다.
숙달되면 시각적으로 피질 경로를 보게 된다.
내 몸속에 피질 경로를 눈으로 볼 수 있게 되면 상대의 피질 경로도 눈으로 볼 수 있다.

3지 억제 살갗 관법을 통해 수행자는 상대의 몸속을 시각적으로 인식할 수 있는 공능을 갖게 된다.

* 4지 억제 살갗 관법

엄지손가락으로 4지를 지긋하게 누른 다음 나선 호흡을 꼬리뼈까지 들이쉰다.
천천히 호흡을 내쉬면서 연수에 의지를 둔다.
숨을 내쉴 때는 전체 체감각 경로를 자극하도록 한다.
4지 억제 살갗 관법은 척수핵 경로를 관찰하는 방법이다.
삼차신경 척수핵은 연수에 위치한다.
4지 굴곡 상태로 연수를 지켜보면 척수핵 경로가 자극되면서 반응점이 나타난다.
꼬리뼈의 꿈틀거림이 느껴지고 어금니에서 반응이 온다.
성선신경총이 반응하고 요의가 느껴진다.
심장의 박동이 연수에서 느껴지면 박동을 이끌어서 반응점에 머무른다.
때로는 점과 점으로 반응점을 연결하고 때로는 선으로 연결하면서 충분한 시간 동안 세수를 행한다. 숙련되면 뇌와 척수의 율동을 감각적으로 인식할 수 있다.

* 5지 억제 살갗 관법

엄지손가락으로 5지를 살포시 억제한 후 나선 호흡을 꼬리뼈까지 끌어내린다.
그런 다음 숨을 내쉬면서 전체 체감각계를 씻어준다.

세 번 반복한 다음 연수 하부에 의지를 둔다.
심장박동이 느껴지면 부신경 경로로 박동을 이끌어 간다.
숨을 내쉬면서 양쪽 어깨로 심장박동을 이끌어간다.
어깨에 머물면서 공명점을 주시한다.
등 쪽 승모근의 반응이 느껴지고 목빗근의 반응이 느껴진다.
귓속에서 웅웅거리는 소리가 들리고 심장박동에 변화가 일어난다.
승모근이 경직될 때는 심장박동이 빨라지고 등줄기를 타고 열기가 올라온다.
어느 한순간 심장박동이 거짓말같이 사라진다.
귓 속에 웅웅거리던 소리도 사라지고 텅 비워진 고요가 찾아온다.

그때의 고요를 머릿속 중심에서 바라본다.
양쪽 어깨와 머릿속 중심을 삼각형으로 연결한다.
그 상태를 유지하다가 심장박동이 다시 커지면 앞의 과정을 반복한다.

여기까지 살갗 수행을 익힌 사람은 체감각진단을 능숙하게 할 수 있다.
살갗 수행을 익히는 방법과 과정은 그대로 체감각 진단에 쓰인다.

신체체감각 진단을 통해서는 상대의 체감각 상태와 장부, 근골격의 상태, 중추신경 상태, 말초신경 상태, 뇌하수체 호르몬 분비 체계에 대해 알 수 있다.

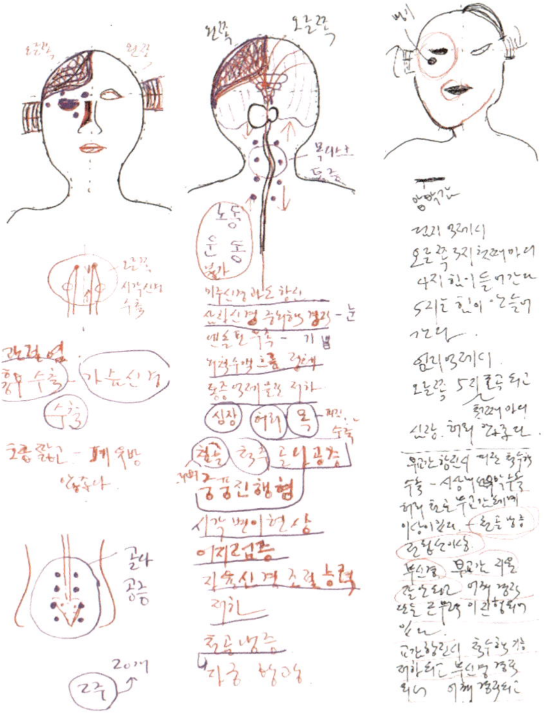


**<체감각 진단표>**

본제의학의 다섯 가지 진단법이 통합해서 쓰이면 어떤 질병이라도 그 원인을 알 수 있다. 또한 병이 진행되어 갈 경로를 파악할 수 있고 그에 따른 정확한 치료 방향을 제시해 줄 수 있다. 하지만 본제 진단법을 익히는 것은 쉽지가 않다. 최소한 3년 이상을 수행에 매진해야 성취가 이루어진다.

현재 본제 진단법은 별도의 교육 프로그램으로 운용되고 있다.

### 5) 발성 진단법

한글 자음 발성 체계를 활용해서 진단하는 방법이다.
각각의 자음별로 신경 경로와 장부 상태를 진단하는 방법이 있다.
발성 진단을 통해서는 뇌척수로 진단을 통해 드러나지 않았던 미세영역의 상태를 진단할 수 있다.
특히 생각 경로와 언어 경로에 대한 진단을 포괄적으로 할 수 있는 장점이 있다.
발성 진단을 하기 위해서는 시전자가 한글 자음 발성법과 자음 원리를 익혀야 한다.
이와 같은 다섯 가지 진단법은 진단 자체만으로도 치료 효과가 나타난다.
기계적 진단을 통해 들여다보기 힘든 몸의 영역을 진단할 수 있다.
또한 암의 원인처를 찾아내고 치료 효율을 높이기 위해서는 반드시 필요한 진단법이다.

*** 기역 발성법**

**아래 그림과 같이 혀끝을 아래 이빨 뒤쪽에 대고 기~~~~~~~ 하고 길게 발성한 다음 역! 하고 짧게 끊어 준다.**

기~~~~~ 발성 시에 아래턱이 떨리는 진동을 느끼는 것이 중요하다.

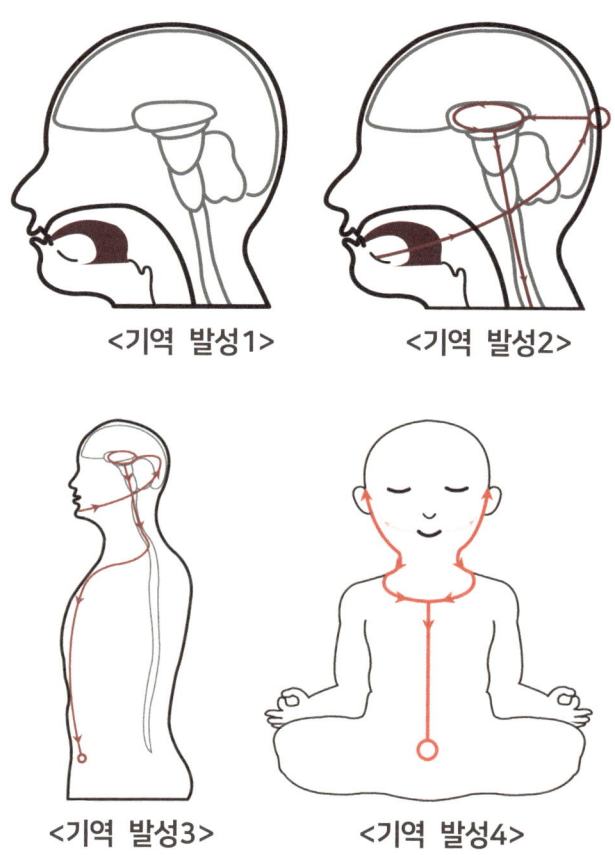

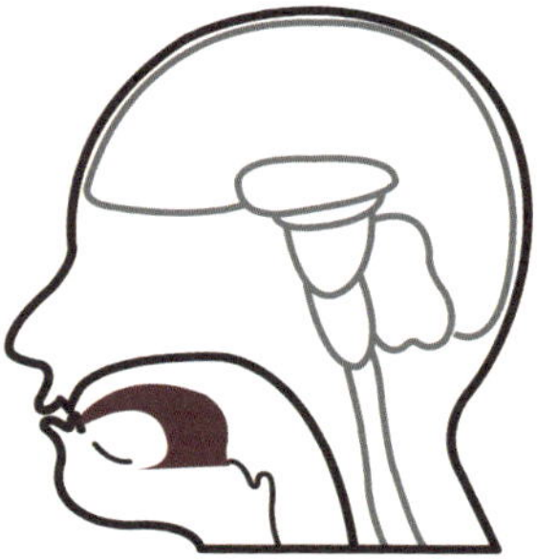

<기역 발성1>

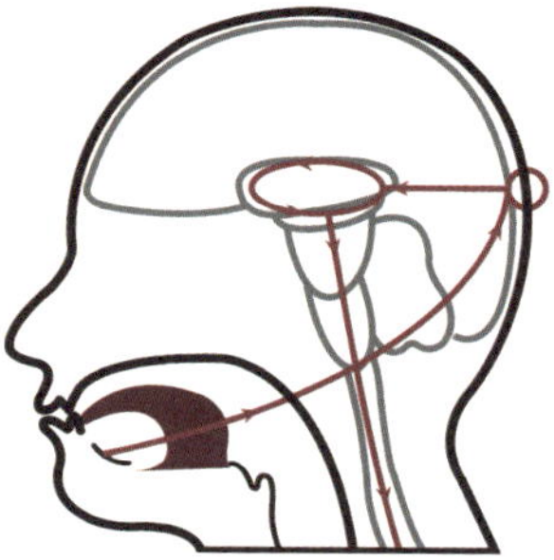

<기역 발성2>

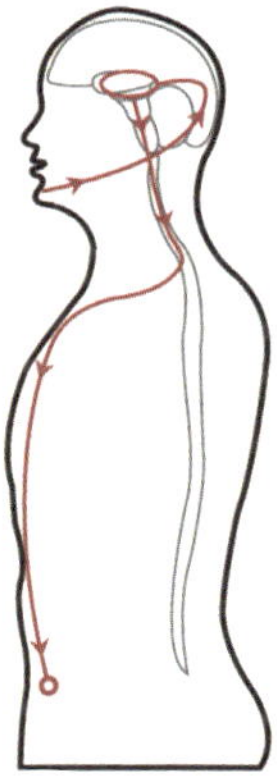

<기역 발성3>

<기역 발성4>

아래턱의 떨림이 느껴지면 그 떨림을 뒤통수로 끌고 간다.
뒤통수가 울리면 그 울림을 시상으로 끌고 간다.

시상이 진동하면 진동의 형태를 도넛 모양으로 심상화시킨다. 정확하게 표현하면 3뇌실을 중심으로 대뇌변연계와 대뇌 연합령을 도넛 형태로 활성화시키는 것이다.
이 과정에서 3뇌실이 진동하고 뇌척수액이 파동하면서 850 mV의 생체 전기가 만들어진다. 3뇌실이 진동하면서 세타파가 생성된다. 이런 상태가 되면 몽롱한 상태에서 발성이 이루어진다. 호흡량도 비약적으로 늘어나고 체감각도 극대화된다.
아래턱에서 시상까지의 발성 경로를 올라가는 ㄱ 경로라 한다.
이 과정을 반복해서 연습한다. 3 뇌실의 진동이 명확하게 느껴지고 세타파에 들어갈 때까지 연습하면 된다. 호흡이 길어지면 다음 단계로 간다.
발성전 들숨은 백회 나선 호흡이다. 시상까지 들이쉰다.
시상 울림이 명확해지면 그림과 같이 발성의 진동을 연수로 끌고 내려온다.
그런 다음 미주신경을 타고 하단전까지 내려간다.
이것이 내려가는 ㄱ 경로이다.

기역 발성을 하면서 다음과 같은 경로를 차례대로 인식하도록 한다.

1. 턱 떨림.
2. 뒤통수 떨림.
3. 머릿속 떨림
4. 가슴 떨림.
5. 배 떨림.

진단을 할 때는 그냥 간단하게 혀끝을 아랫니 뒤쪽에다 대고 기~~ 하면서 턱 떨림이 느껴지는지 물어본다.
그다음에는 똑같은 방법으로 기~~ 하면서 뒤통수 떨림이 느껴지는지 물어본다.
이런 방법으로 나머지 각 부위를 느껴보게 한다.
기~~~역! 할 때 턱 떨림이 안 느껴지는 사람이 있다.
그런 경우는 3차 신경 하악 분지에 문제가 있는 것이다.
이런 사람은 외부 상황에 대한 인식력이 떨어진다.
정보를 받아들이는 경로가 훼손되었기 때문이다.
고립감이나 거부감, 우울증이 이런 상태에서 생겨난다.
삼차신경이 안 좋으면 여러 가지 질병이 생긴다.
이빨도 안 좋아지고 시력도 나빠진다.
턱관절에도 이상이 생긴다. 그러면서 생기는 병이 우울증이다.
3차 신경의 감각을 살려내면 그 모든 질환이 해소된다.

뒤통수 떨림이 느껴지지 않으면 시각피질이 억제되어 있는 것이다.
이런 사람들은 행동에 제재를 받으면 강하게 반발한다.
신경이 억제되어 있으면 부정 의식이 강해지기 때문이다.
과잉행동장애나 공황장애도 그와 같은 원인에서 비롯된다.
과잉행동장애는 기~~~할 때 턱 떨림을 느끼고 뒤통수 떨림을 느끼는 것만으로도 교정된다.
공황장애의 경우는 좀 다르다.
공황장애는 백회와 시상 사이의 피질 경로가 지나치게 억제되어서 생기는 질병이다.

공황장애는 백회 나선 호흡과 지읒 발성으로 치료한다.
삼차신경과 안면신경은 교뇌에서부터 시작된다.
교뇌와 연수 그리고 중뇌 영역은 대부분의 신경전달물질들이 만들어지는 곳이다.
때문에 교뇌 영역이 잘못되면 신경 전달 물질의 생성이 원활하게 이루어지지 않는다. 그 결과로 전체적인 신경전달 체계에 문제가 생긴다.
들어오는 정보에 대한 인식이 부족한 것도 그와 같은 이유 때문이다.

과잉 행동장애를 치료했던 실제적인 예이다.
회원 병원에서 있었던 일이다.
환자는 열 살 된 초등학생, 이름은 한수이다.
첫날에는 잠시도 가만히 있지를 못했다. 눈을 감고 가만히 있어 보라 하니 잠시도 못 견디고 헉헉 거린다. 학교생활도 정상적으로 이루어지지 못하고 집에서는 갑자기 광적으로 화를 내기도 한단다. 기역 발성을 시켰더니 30초도 못한다. 그것도 짧은 소리로 격! 격! 하면서 뛰어다닌다. 이야기로 흥미를 끈 다음 기역 발성을 가르쳤다. 이튿날 기역 발성을 시켜보니 호흡이 상당히 길어져 있었다. 마음도 많이 차분해진 상태다. 그래서 니은 발성도 가르쳤다.
삼일 째에는 집에서 기역 발성을 연습했다며 자랑을 했다. 발음도 매끄러워지고 눈빛도 안정되었다. 총 9일 동안 치료를 했다. 마지막 날 새로 들어온 아이와 공동수업을 했다. 그 아이도 과잉행동장애였다. 그 아이를 보고 한수가 말했다.
'재 왜 저래요?'

이번엔 다른 경우의 이야기이다.
어느 날 이천에 사시는 처사님이 찾아왔다.
이천 암자에 사시는 분인데 한글에 대한 얘기를 나누던 중에 과잉행동장애를 치료했던 사례에 대해 말해 주었다. 그 후 절에 돌아가서 신도들에게 그 이야기를 했다고 한다. 그 말을 들은 한 어머니가 자기 아들을 데려왔다.
아이를 앉혀 놓고 기역 발성을 시키려고 하니 죽어도 않겠다고 버티었다. 그래서 하는 수없이 꼭 눌러 놓고 기역을 세 번 하면 놔준다고 해서 간신히 기역을 시켰다.
그렇게 짧은 기역 세 번을 하고 집으로 돌아갔다.
그런데 이튿날 그 아이가 학교에서 시험을 봤는데 100점을 받아왔다.
한 번도 30점 이상을 받아본 적이 없는 아이였는데 어느 날 갑자기 100점을 받아왔으니 아이 엄마가 기적이 일어났다고 헐레벌떡 뛰어왔다.
처사님은 그 이야기를 듣고도 믿어지지가 않았다.
설마 엎어놓고 기역 세 번 했다고 빵점이 백 점이 되랴. 그래서 좀 더 두고 보자고 말했다.
그 후 아이에 행동이 바뀌더니 그다음 시험에서는 80점을 받아왔다.
나중에는 그 아이의 누나도 한글 명상을 배웠다.
그런 예들이 종종 있었다.
도대체 왜 그런 일이 일어날까?
그냥 장난하듯이 기~역 하고, 옛날 얘기 들으면서 기~역 몇 번 한 것뿐인데 어떻게 해서 그런 기적 같은 효과가 나타날까?
결국엔 3차 신경의 문제이다. 세균이나 바이러스의 공격을 받아 손상된 3차 신경이 기역 발성으로 회복되는 것이다.
아이들이 이가 빠지기 시작하면 어른이 하는 말을 잘 안 듣는다고 한다.
그것이 바로 3차 신경이 훼손돼서 오는 증상이다.
턱 떨림이 안 느껴졌을 때 떨림이 느껴질 만큼 기역 발성을 하면 3차 신경이 교정된다.

뒤통수 떨림이 안 느껴지면 대뇌 시각피질과 교뇌 영역에 문제가 있는 것이다.
그런 경우에도 뒤통수 떨림이 느껴질 때까지 기역 발성을 해주면 그 영역들이 교정된다. 뒤통수 떨림이 잘 안 느껴질 때 그것을 교정하는 방법이 있다.
그것이 바로 '인법'이다.
엄지손가락을 양쪽 귀밑 풍지혈에 대고 검지를 뒤통수의 아문혈에 댄다.
3지는 옥침혈에 대고 약지 손가락은 후정혈에 댄다.
새끼손가락은 자연스럽게 떼어 놓는다.

그런 다음 기~~발성을 하면서 엄지손가락 짚은 부위에 진동을 느끼고 뒤통수로 가서 검지, 장지, 약지의 진동을 차례대로 느낀다.
그렇게 하면 대부분의 사람들이 진동을 느낀다.
그 상태로 한참 동안 발성을 하다 보면 어깨가 빠질 듯이 아파지고 손가락 끝이 시리면서 아프다.
이는 대뇌 시각피질과 소뇌, 그리고 연수, 교뇌, 중뇌 영역에서 빠져나오는 냉기가 손가락을 통해 팔 쪽으로 역유입되었기 때문에 생기는 증상이다.
이때 빠져나오는 냉기가 대단하다.
설마 내 머릿속에 이 정도의 냉기가 있었겠는가 싶을 정도로 무지막지하게 쏟아져 나온다. 팔이 아프면 그때는 손을 떼고 기역 발성을 한다.
그러다가 팔이 가벼워지면 그때 손 모양을 지어서 다시 기역 발성을 한다.
머릿속이 그와 같은 냉기로 절어 있으면 뇌세포의 활동성이 둔화되고 신경전달 체계가 원활하게 이루어지지 못한다.
또한 혈관이 수축되고 혈행이 원활하게 이루어지지 못해서 중풍이나 치매 등 각종 뇌신경 질환이 생길 수도 있다.
때문에 머릿속 냉기를 제거해 주는 것이 대단히 중요하다.
기역 발성을 그와 같은 방법으로 하게 되면 뒤통수 쪽에 쌓여 있던 냉기는 원활하게 제거된다.
머릿속 떨림이 안 느껴진다면 간뇌가 갖고 있는 미세 감각 센서가 망가진 것이다.
그렇게 되면 자율신경에 대한 조절력이 상실된다.
손바닥에서 땀이 나는 다한증이나 오줌싸개 야뇨증도 자율신경의 조절 능력이 저하된 데에서 오는 증상이다.
머릿속 떨림이 안 느껴질 때에도 기역 인법을 한 다음에 발성을 한다.
그러면서 넷째 손가락을 짚은 부위에서 일어나는 진동을 시상까지 유도해 간다.
가슴 떨림이 안 느껴진다면 심폐로 들어가는 미주신경이 약화된 것이다.
이때에는 턱의 떨림을 가슴 쪽으로 유도해 오면서 가슴에 감각을 살려낸다.
배 떨림이 안 느껴진다면 소장, 대장 쪽으로 가는 미주신경이 약화된 것이다.
이때에는 가슴 떨림을 유도해서 배 쪽 감각을 살려낸다.
심폐 미주신경이 약화된 경우에는 호흡기 장애가 있다.
무호흡증이 생길 수도 있고 기관지나 폐 쪽에 항상 질병을 안고 있다.
발성을 하면서 진동이 안 느껴지는 것은 그 영역의 신경이 훼손된 것이다.
때문에 그와 연관된 질병들을 갖게 된다.
배 쪽에서 진동이 안 느껴지면 소화기 계통이 잘못된 것이다.
발성의 경로가 안 느껴질 때는 반드시 위에서부터 잡아주고 점차적으로 내려와야 한다.
가끔 귀밑 풍지혈에 댄 엄지손가락의 진동이 안 느껴지는 경우가 있다. 그럴 때는 잘 안 느껴지는 쪽의 엄지손가락에 약간 힘을 주고 누른 다음 발성을 하면 진동이 느껴진다.
아플 때 그 부위에 손을 대는 것은 본능적인 행동이다. 즉 본능적으로 자가 치료를 하는 것이다. 감각이 느껴진다는 것 자체가 신경전달 체계가 살아난 것이다.
그냥은 안 느껴져도 손을 대면 느껴진다. 나중에는 손을 대지 않아도 느껴지게 된다.
기역 발성 하나만을 갖고도 진단하고 교정할 수 있는 범위가 상당히 넓다.

* 니은 발성법

니은 발성은 두 가지가 있다. 하나는 미심을 울려주는 니은이고, 또 하나는 뒤통수를 울려주는 니은이다.

미심 니은 발성법

미심 니은은 혀끝의 진동을 활용한다. 혀의 끝부분을 입천장 가까이에 대고, 니~~하고 발성한다. 이때 혀끝이 입천장에 닿으면 안 된다.

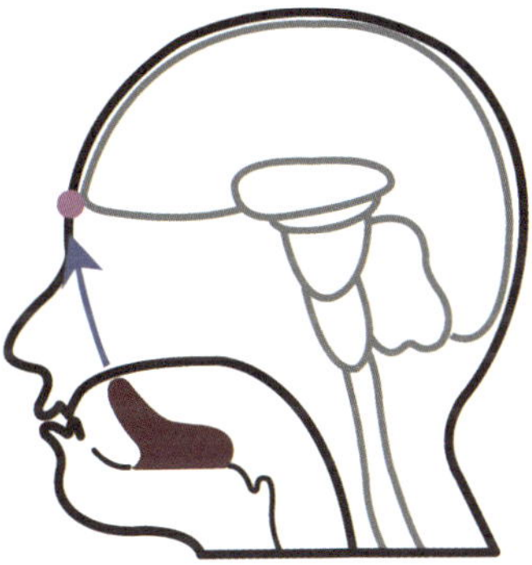

<미심 니은1>

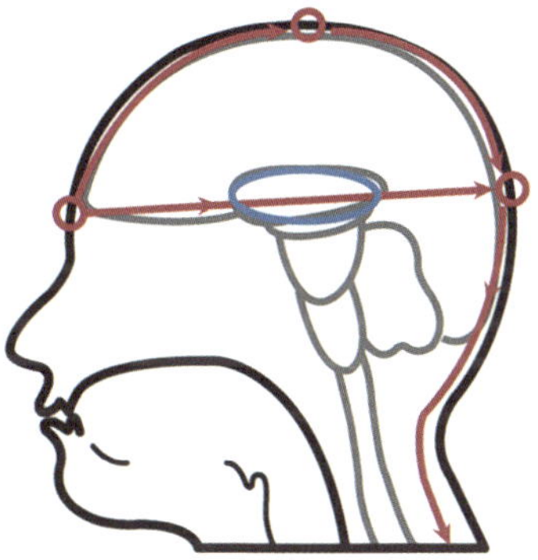

<미심 니은2>

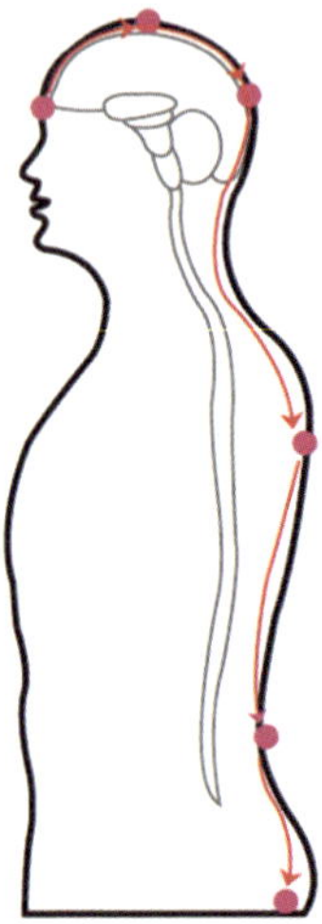

<미심 니은3>

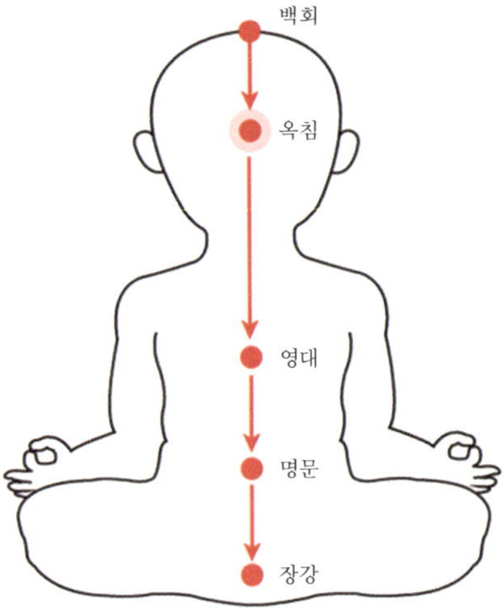


<미심 니은4>

입천장의 떨림이 느껴지면 그 느낌을 미심으로 유도해 간다.
그런 다음 미심 떨림을 느껴본다.
미심 안쪽에 비공이 있다. 미심 떨림이 공고해지면 비공 울림이 느껴진다.
그렇게 되면 비공을 울림판으로 해서 니은의 진동을 더욱더 활성화시킨다.
미심 부위는 입천장에서부터 올라간 3차 신경이 큰 눈썹 안쪽으로 나온 자리이다.
그래서 니~~하고 입천장에다 진동을 주면 미심 신경이 같이 진동한다.
니은 발성 시에 미심 진동이 안 느껴지면 다음과 같은 문제가 있는 것이다.
첫째는 입천장의 3차 신경이 훼손된 것이다.
둘째는 미심으로 이어지는 삼차신경 안분지에 이상이 있는 것이다.
이렇게 되면 눈이 뻑뻑해지고 피로해진다.
시력도 자꾸 나빠진다.
삼차신경 안분지가 훼손되는 원인이 있다.
방광이 안 좋아져서 그런 것이다.
방광이 나빠져서 냉기가 표출이 되면 그 냉기가 다리 쪽으로 빠져나가야 한다.
하지만 적핵척수로의 기능이 약해지면 방광의 냉기가 머리로 올라온다.
방광경이 끝나는 자리가 위 눈썹이 시작되는 자리이다.
방광의 냉기가 방광경을 타고 미심으로 올라오면 비공이 냉해진다.
비공은 외부에서 들어오는 공기를 데워주는 자리이다.
비공이 냉해지면 그 기능이 작동되지 않는다.
그렇게 되면 폐가 수축된다.
비장도 같이 안 좋아진다.
비염이나 축농증, 알레르기나 아토피 같은 질병들이 이런 경로로 생겨난다.
비공의 염증으로 삼차신경 안분지가 훼손된다.
니~~은! 발성 시에 미심 진동이 안 느껴지면 그와 같은 질병들이 생긴 것이다.
뇌하수체에 이상이 있는 경우에도 니은 발성이 제대로 안 나온다.

특히 은! 하고 끊는 발성이 잘 안된다.
방광에 냉기가 생기는 것은 여러 가지 원인이 있다.
오줌을 너무 오랫동안 참아도 방광에 냉기가 생긴다.
척수핵 경로가 수축돼서 신경전달이 원활하지 않아도 방광이 안 좋아진다.
이 같은 경우는 방광으로 들어가는 부교감 신경이 과도하게 항진돼서 생긴다.
바이러스의 공격을 받아서 천골신경이 훼손되면 방광이 나빠진다.
외부 의식의 침해를 받아도 방광이 나빠진다.
외부 의식이 들어오는 경로 중에 하나가 꼬리뼈이다.
꼬리뼈로 외부 의식이 들어오면 천골이 냉해진다.
그 냉기로 인해 신경전도가 둔화되면서 방광이 나빠진다.
아이 때는 그런 현상이 빈번하게 일어난다.
외부 의식이 남겨놓고 간 냉기가 면역체계에 이상을 주어서 생기는 질병 중 하나가 아토피이다.
그런 질환들을 갖고 있는 경우에는 미심 니은이 잘 안된다.
미심 니은을 제대로 하면 그런 질병들이 치료된다.
축농증이나 아토피, 비염 등을 치료할 때에는 미심 니은을 같이 해주면 좋다.

- **미심 니은의 경로**

1. 혀끝의 떨림으로 미심을 울려준다.
2. 미심 울림과 비공의 울림을 함께 인식한다.
3. 비공의 울림을 시상으로 끌고 간다.

4. 시상의 울림을 옥침으로 연결한다.
5. 옥침의 떨림을 목선을 따라서 척추로 이끌어 간다.
6. 척추의 진동을 꼬리뼈 끝까지 끌고 간다.

미심에서부터 꼬리뼈 끝까지 각각의 기점에서 느껴지는 진동을 정확하게 인식해야 한다.
만약 진동이 안 느껴지는 부분이 있다면 그 부분의 감각신경이 훼손된 것이다.
등 쪽 진동이 잘 안 느껴지면 등을 약간 구부린 상태에서 발성을 한다.
배의 힘을 빼고 고개를 약간 숙인다.
기역보다 숨이 짧은 경우는 미주신경보다 교감신경 쪽이 약한 것이다.
그런 사람은 몸이 냉하다.
어깨 쪽에서 차가운 느낌이 나는 것은 경추 6번이나 7번 쪽에 부담이 있기 때문이다. 그 부위의 신경에 이상이 생기면 그런 증상이 나타난다.
꼬리뼈 쪽에 진동이 안 느껴지는 것은 그 부위에 부교감신경이 음화 되어 있기 때문이다.
그런 경우에는 직장, 방광, 성선 쪽에서 이상이 생긴다.
성격도 조급하고 까다로워진다.
흉추 4번, 5번, 6번은 심장, 간, 위장에 해당되는 부위이다.
그 부위에서 진동이 안 느껴지면 해당되는 장부가 안 좋은 것이다.
그런 경우에도 미심 니은을 통해 개선할 수 있다.

### 후두 니은 발성법

미심 니은은 혀의 앞쪽을 활용해서 발성을 했지만
후두 니은은 혀의 뒤쪽을 활용한다.

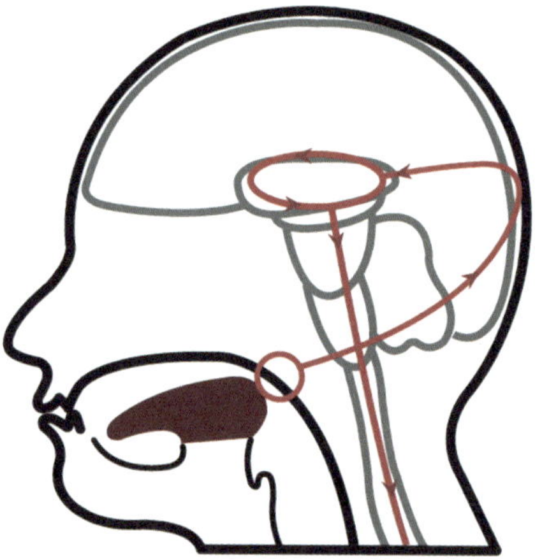

**<후두 니은 1>**

후두 니은을 할 때는 니~~한 다음에 은! 하고 발성이 딱 끊어져야 한다.

만약 그렇게 되지 않으면 연수의 언어 중추와 뇌하수체의 호르몬 분비 체계에 이상이 있는 것이다.

니~~하고 은! 의 연결이 매끈하지 않은 경우도 있다. 부드럽게 이어져서 정확하게 끊어져야 되는데 그게 잘 안되는 것이다. 이런 경우는 혀뿌리의 힘과 혀끝의 힘이 원활하게 연결되지 않는 것이다.
혀뿌리는 송과체 영역이고 혀끝은 뇌하수체 영역이다.
발성을 할 때 매끄럽게 연결되지 못하고 원하는 시점에서 끊어지지 않는 경우가 그 때문에 생긴다.
그런 증상을 갖고 있는 분들이 여성이라면 자궁 쪽 질환들이 많이 생긴다. 생리통은 기본적으로 갖고 있고 근종이나 물혹 등 다양한 질병들이 생기게 된다. 생리통이 심할 때는 니은 발성의 경로만 떠올려도 통증이 사라진다.

**- 후두 니은의 경로**

미심 니은과 후두 니은은 같이 해줘야 한다.
후두 니은은 혀뿌리를 활용해서 연수를 자극하고 소뇌를 거쳐서 대뇌 후두엽을 자극하고 후정혈에서 시상으로 들어가서 중뇌 교뇌 연수를 거쳐 척수로 내려와서 황정이 울리도록 발성을 하는 것이다.

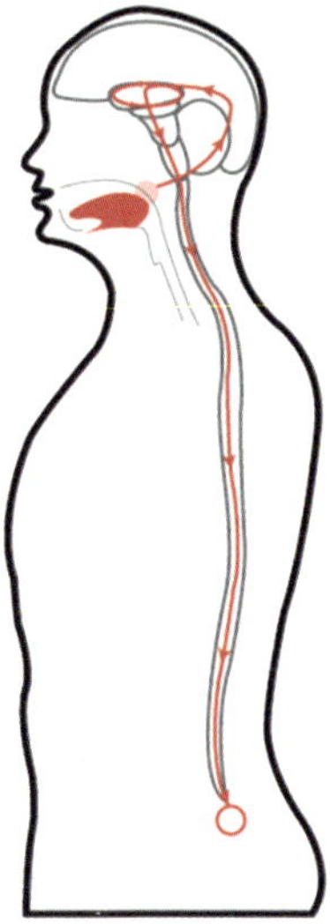

**<후두 니은 2>**

미심 니은은 척수의 후섬유단을 자극하는 발성법이고 후두 니은은 척수의 측면과 배 쪽을 자극하는 발성법이다.
후섬유단은 추체로의 오름 경로이고 측면과 배 쪽은 내림 경로이다.
머리의 정보는 척수의 앞쪽과 왼쪽 측면을 통해서 척수로 내려가고 척수와 장부 말초신경의 정보는 척수의 뒤쪽과 오른쪽 측면을 따라서 머리로 올라간다.

니은 발성을 할 때에도 바이브레이션이 들어가지 않아야 한다.
의도하지 않아도 바이브레이션이 생기는 것은 연수 영역의 언어중추가 억제되어 있기 때문이다.
외부 의식이 교뇌나 연수 영역에 접해져 있어도 그와 같은 현상이 나타나고 바이러스에 공격을 받아서 훼손되었을 때도 그와 같은 현상이 나타난다.
니은 발성할 때 등 쪽에서 냉기가 나오는 것은 교감신경이 둔화되어 있는 것이다.

집중력이 없고 잔병치레를 하고 편식을 하는 것은 장부 균형과 신경 균형이 깨졌기 때문이다.
수줍어하고 자기표현을 잘 못하는 사람은 간, 비장의 균형이 깨어져 있고 부교감신경의 기능이 저하되어 있다.
아세틸콜린의 분비가 원활하게 이루어지고 간 비장의 균형이 잡히면 의지가 강해진다.
미음 발성을 통해 간 비장의 균형을 잡고 자음 발성 전체를 통해 아세틸콜린의 분비를 촉진시킨다.
교뇌, 연수 영역에서 신경전달물질이 원활하게 생성되지 못하면 피곤함이 생긴다.

## * 디귿 발성법

디귿 발성은 혀끝을 활용한 발성법이다.
혀끝을 위 이빨 뒤쪽에 살짝 댄 뒤에 짧고 강하게 디귿! 하고 발성한다.

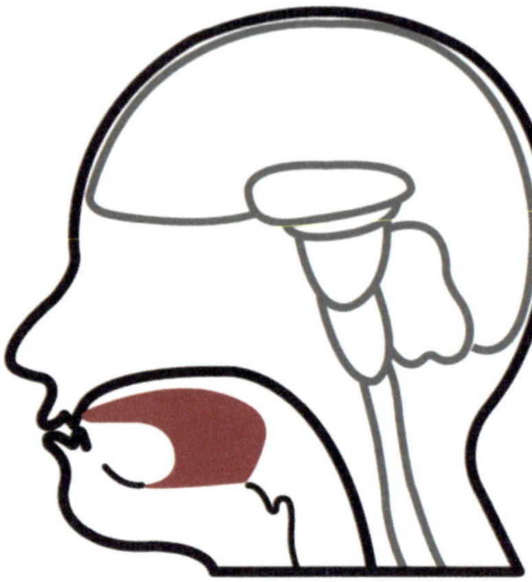

**<디귿 발성 1>**

이때 혀끝에 힘이 잘 안 들어가면 심장이 안 좋은 것이다.
혀를 위 이빨 왼쪽 송곳니에 살짝 댔다 떼면서 디귿! 하고 짧게 발성한다.
그다음 똑같은 방법으로 오른쪽 송곳니에 댔다가 떼면서 디귿! 하고 발성한다.
그때 혀끝에 힘이 잘 들어가는 쪽이 있다면 그쪽에 해당되는 장부가 안 좋은 것이다. 혀의 오른쪽 신경은 폐에 해당되고 왼쪽 신경은 심장에 해당된다.
혀 신경은 장부가 안 좋은 쪽으로 경직되어 있다.
그래서 발성을 할 때 안 좋은 쪽에 힘이 실린다.
아프기 전에는 심장이 안 좋은지 폐가 안 좋은지 잘 모른다.
디귿을 시켜보면 아프기 전에도 어느 부위가 안 좋은지를 판단할 수 있다.
처음에 검사만 할 때는 가볍게 디귿을 시켜본다.
그래서 어느 쪽 발음이 잘 안되는지 살펴본다.
중간 발음이 안 되면 심장이 나쁜 것이다.
좌우 발음을 시켰을 때 좌측에 힘이 없으면 폐가 안 좋은 것이고 반대로 우측에 힘이 없으면 심장이 안 좋은 것이다.
심폐를 교정할 때는 호흡을 아랫배까지 깊이 들이쉬고 끊은 다음에 디귿! 하고 강력하게 발성한다.
그러면서 아랫배 튕겨짐, 앞가슴 울림, 영대 울림, 그리고 영대 쪽 울림이 가슴 쪽으로 다시 되돌아오는 여운을 느낀다.

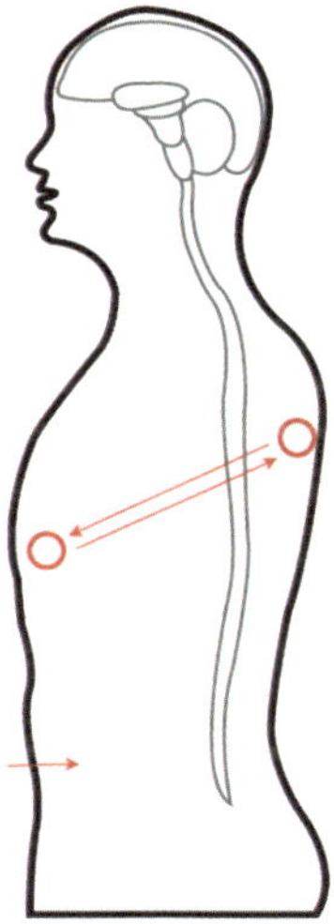

**<디귿 발성 2>**

영대 쪽 울림이 가슴 쪽으로 들어오는 여운이 느껴지면 교감신경의 기능이 살아난 것이다.
앞가슴의 진동이 느껴진다면 미주신경이 활성화된 것이다.
혀끝에 힘이 들어가면 심장이 정상으로 돌아온 것이다.
양쪽 송곳니에 혀끝을 대고 발성하는 것이 균등하게 이루어지면 심장과 폐의 균형이 회복된 것이다.
디귿을 지귿~ 이렇게 발음하는 사람은 심폐가 많이 안 좋은 것이다.

## * 리을 발성법

리을 발성은 리~~발성과 을~~발성으로 나누어져 있다.
혀를 감아서 입 천장에 붙인 다음 부드럽게 풀면서 리~~ 하고 길게 발음한다.

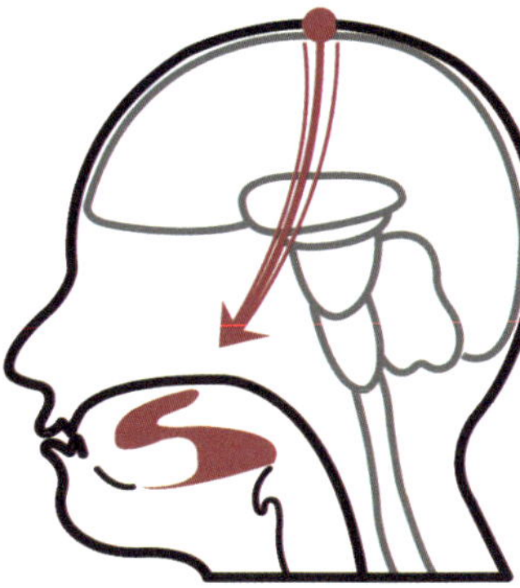

**<리을 발성 1>**

그런 다음 혀끝을 다시 입천장에 붙이고 을~~하고 길게 발음한다. 이것을 호흡을 내쉬면서 한 호흡에 한다.
리 발성을 할 때는 배를 들이밀면서 하고,
을 발성을 할 때는 배를 내밀면서 한다.
리 발성을 할 때는 배가 최대한 빨리 들어가도록 해준다.
그리고 을 할 때는 배를 천천히 내밀면서 한다.
리는 을보다 약간 짧게 발성한다. 리는 2, 을은 3 정도의 비율이다.

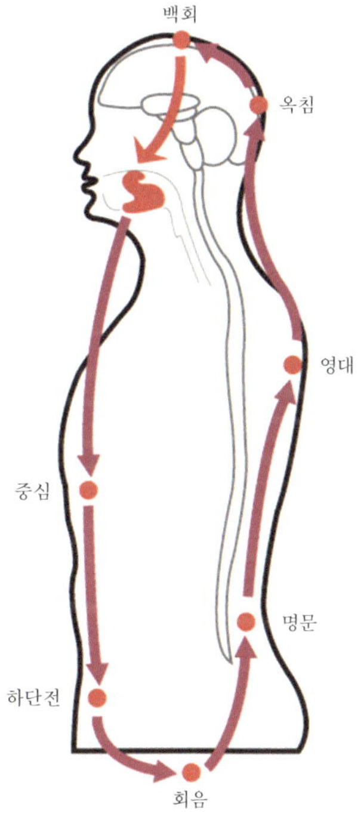


**<리을 발성 2>**

리 발성을 할 때는 아랫배가 울리는 것을 느끼면서 회음이 진동하는 것을 느낄 수 있어야 한다.

리 의 경로가 혀끝에서 회음까지이다.

을의 진동은 회음에서부터 꼬리뼈를 타고 백회까지 올라가도록 해야 한다.

한 호흡에 리 발성과 을 발성을 한 다음에 그다음 호흡을 들이쉴 때에는 백회에서부터 혀까지 숨을 빨아들인다.

나선 호흡으로 들이쉬어서 입천장에 말아 붙인 혀까지 숨을 끌어내리는 것이다.

그런 다음 혀를 풀어 내리면서 리 발성으로 임맥을 통해 회음까지 울린다.

회음 진동이 느껴지면, 그때 혀끝을 입 천장에 붙이고 지긋이 힘을 주면서 을 발성을 한다. 이때는 혀끝을 똑바로 편 채로 위 이빨 뒤쪽에 붙인다.

배는 내미는 상태, 진동의 인식은 회음에서 척추를 타고 백회까지 느낀다.

호흡의 길이는 리가 2, 을이 3이 되도록 한다.

이런 방법으로 리와 을을 반복하다 보면 백회와 회음이 통으로 연결된다.

그러면 리을이 완성된 것이다.

리을을 하면서 살펴봐야 할 것이 있다.

첫째로 혀의 풀림이다. 리~~하고 발성할 때 혀가 입의 중간에서 잘 풀리는가? 아니면 좌측 우측 어느 쪽으로 치우쳐 있는가를 살펴본다.

경직된 쪽으로 잘 안 풀어진다. 그쪽이 안 좋은 쪽이다.

디귿에서 심폐 균형이 잡아지지 않았으면 리을이 잘되지 않는다.

또 미음에서 간 비장 균형이 잡혀 있지 않으면 리가 잘 내려오지 않는다.
혀가 풀어지면서 오른쪽으로 쏠리면 그쪽이 잘 풀어진다는 것이다.
그런 경우에는 경직된 쪽이 왼쪽이다. 심장이 안 좋은 것이다.
디귿은 잘 되는 쪽이 나쁜 쪽이고 리을은 안 풀어지는 쪽이 나쁜 것이다.
눈을 감고서 리~을~발성을 했을 때 혀가 비뚤어지게 풀어지면 리을의 경로가 기울어진 것처럼 느껴진다.
그러면 몸이 기울어진 것 같은 느낌이 들어서 자기도 모르게 반대쪽으로 힘을 주게 된다. 그런 사람은 평소에도 그런 자세를 유지한다.
그러다 보면 척추측만증이 생긴다.
척추측만증은 심장과 폐, 간과 비장, 그리고 신장의 균형이 깨져서 생기는 것이다.
리을 발성으로 검사하고 척수로 운동(엄지발가락 운동)과 디귿 발성, 미음 발성, 비읍 발성을 병행하게 되면 웬만한 측만증은 다 교정된다.
심폐 균형이 깨어졌을 때 오른쪽 폐가 안 좋으면 그 부위에서 나온 냉기가 흉추 세네 번째 마디의 오른쪽 근육들을 경직시킨다.
그렇게 되면 그 부위에 흉추들이 오른쪽으로 당겨진다.
그러면 몸이 왼쪽으로 기울게 된다.
왼쪽으로 기운 몸을 전정척수로가 인식하면 오른쪽으로 세워서 균형을 맞추게 된다. 간이 나쁠 때는 흉추 여섯 번째 마디 오른쪽에서 똑같은 일이 벌어지고 오른쪽 신장이 안 좋을 때는 흉추 열한 번째 마디 오른쪽에서 똑같은 일이 일어난다. 그렇게 되면 피질과 적핵척수로가 가동되면서 몸의 구조를 그 상태로 고정시켜 버린다. 그 결과로 척추측만증이 생긴다.
척추측만증을 교정할 때는 발성으로 장부 균형을 잡아주고 척수로 운동을 통해 신경과 근육, 힘줄 균형을 잡아줘야 한다.
선천적인 것도 교정이 가능하다.
소아마비와 뇌성마비도 눈에 띌 만큼 교정된다.
오자다리 같은 경우는 발가락 운동으로 교정이 가능하다.
발의 아치 뼈와 아치 근육의 상태가 교정되면서 오자다리가 교정된다.
혀가 풀어지는 상태를 교정했으면 그다음엔 임맥 라인의 진동을 느껴본다.
혓바닥에서부터 가슴 정중앙선을 따라 회음까지 내려가는 것이 임맥 라인이다.
리~~하고 길게 발성하면서 임맥 라인의 진동이 잘 느껴지는지 살펴본다.
이때 임맥의 경로가 삐딱하게 느껴지면 안 된다.
발성의 경로가 기우는 것처럼 느껴질 때는 어느 부위가 그렇게 느껴지는지를 관찰한다. 심장 부위에서 기우는지 아니면 간, 비장 부근에서 기우는지 아니면 아랫배 부근에서 기우는지를 살펴본다.
그렇게 느껴지는 곳에서부터 장부 균형이 깨진 것이다.
간 비장의 균형이 깨어진 경우는 미음 발성으로 잡아준다.
하체 단전 부근에서 삐딱하게 느껴지면 비읍 발성으로 잡아준다.
심폐 균형이 깨진 경우에는 디귿으로 잡아준다.
이때 좌우 균형을 판단하는 근거가 혀가 풀어지는 상태이다.

혀가 풀어질 때 중간으로 풀어지지 않고 한쪽으로 치우쳐 있으면 경직된 쪽으로 집중 공략을 한다.
디귿 발성은 반대로 해줘야 한다.
그런 다음 다시 리~~발성을 했을 때 혀의 풀어짐이 균등해지면 좌우 균형이 잡아진 것이다.
임맥의 경로는 백회에서부터 회음까지다.
리을 발성의 경로는 기역 발성의 경로보다는 몸통 안쪽으로 좀 더 들어가 있다.
기~~발성은 혀끝이 아래 이빨에 닿은 상태에서 발성을 하기 때문에 배 쪽으로 표출되어 있고 리~~발성은 혀끝이 이빨에 닿지 않기 때문에 안쪽으로 들어가 있다.
만약 임맥 라인의 진동이 안 느껴지는 경우에도 그쪽 경로에 이상이 있는 것이다.
그런 경우에도 그것이 회복될 때까지 반복해서 리을 발성을 해주도록 한다.

을~~발성을 할 때 회음에서부터 꼬리뼈를 타고 등줄기까지 올라가는 진동을 느껴 본다. 마찬가지로 진동이 안 느껴지는 부위에서는 이상이 있는 것이다.
심폐 균형이 깨졌을 때는 흉추 네 번째 마디에서 진동이 안 느껴진다.
다섯 번째 여섯 번째 마디에서 안 느껴지면 간 비장 균형이 깨어진 것이다.
열한 번째 마디에서 안 느껴지면 신장 균형이 깨어진 것이다.
을~~발성을 하면서는 리~~발성에서 인식했던 부분들을 재차 확인하면서 교정해 간다.

을 발성이 제대로 되면 명문의 선천 원기를 촉발시켜서 척추 순화를 함께 이룰 수 있다.
리을 발성은 골수의 전자 운동을 촉진시켜 주고 뇌하수체와 송과체의 균형을 잡아준다.
숨이 짧은 사람은 리~ 하고 을~ 을 나누어서 해도 된다. 그러다가 호흡이 길어지면 리와 을을 같이 붙여서 한다.
골수의 전자 운동이 촉진되면 인체 자기장이 넓어진다. 그 결과로 바이러스에 대한 면역력이 증장되고 자연과 교감할 수 있는 역량이 갖춰진다.
뇌하수체와 송과체의 균형이 잡히면 인체 내에서 분비되는 호르몬 균형이 잡아진다. 또한 무의식과 표면의식 간에 정보 교환이 원활하게 이루어져서 기억력이 좋아진다. 정서적으로도 지극히 안정된다.

### * 미음 발성법

미음 발성은 입술 떨림을 활용한 발성이다.
미~~하고 길게 발성해 본다.
그러면서 입술 꼬리의 진동을 느껴본다.
그다음엔 양쪽 볼 옆으로 타고 가면서 진동을 느껴본다.

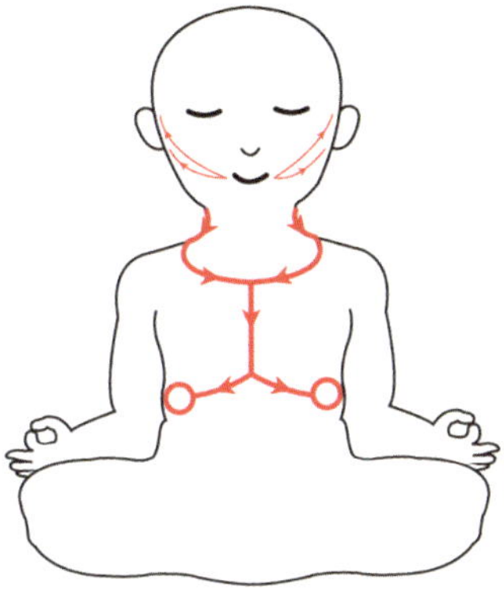

**<미음 발성 1>**

입술 꼬리 진동이 안 느껴지면 안면신경에 이상이 있는 것이고 볼 진동이 안 느껴지면 뇌혈관이 막힌 것이다.
그런 경우에는 진동이 안 느껴지는 쪽의 이빨, 코, 눈, 귀 등에 질병이 생긴다.
미음 발성을 통해 그런 증상들을 교정할 수 있다.
진동이 안 느껴지는 쪽 볼때기에 손바닥을 댄다. 양쪽 다 안 느껴지면 양손으로 볼때기를 살포시 감싼다. 그리고 길게 미~ 발성을 해준다. 그렇게 미 발성을 하면서 입술 꼬리 진동과 볼 진동이 느껴지면 안면신경과 뇌혈관이 교정된 것이다.
입술 꼬리와 볼 진동이 잘 느껴지면 이번에는 미~~하고 길게 발성하면서 양쪽 측두엽 쪽에 떨림을 느껴본다.
양쪽 진동이 다 느껴지지 않으면 이미 건망증이 심하게 온 것이고 치매가 올 가능성이 있다.

아이들이 그런 경우라면 좌뇌, 우뇌 쪽의 피질 세포들이 재생력이 떨어져 있는 것이다. 그런 상태에서 학습을 하게 되면 집중도 안 되고 기억도 안 된다.
측두엽을 교정할 때는 양 손가락 끝을 살포시 측두엽에 올려놓고 미음 발성을 한다.
그러면서 손끝이 맞닿아 있는 측두엽의 진동을 느껴 본다.
점차로 진동이 느껴지면서 측두엽이 교정된다.

측두엽의 진동이 원활하게 느껴지면 이번에는 양쪽 옆구리 진동을 느껴본다.
같은 방법으로 길게 미 발성을 하면서 양쪽 옆구리 상태를 살펴보는 것이다.
옆구리 진동이 안 느껴지면 그 부위에 감각신경이 훼손된 것이다.
이는 간과 비장에서 나오는 냉기가 원인이다.
때로는 통증이 느껴지기도 한다.
뻐근한 느낌으로 통증이 느껴지는데 이런 경우도 간과 비장에 문제가 생긴 것이다. 이렇게 되면 어른 같은 경우는 피질 세포의 재생이 원활하게 이루어지지 못해서 건망증이나 치매가 올 수 있다.
아이들 같은 경우는 정서적으로 불안정한 상태가 된다.
옆구리 진동이 안 느껴질 때는 양쪽 손바닥을 양쪽 옆구리에 댄다.
그런 다음 미음 발성을 한다.
그 상태를 반복하다 보면 옆구리 진동이 살아난다.
모든 경로에서 진동이 원활하게 느껴지면 다음과 같은 순서대로 미음 발성을 해본다.

1. 나선 호흡으로 숨을 시상까지 들이쉬고
2. 입술 꼬리 진동을 교뇌까지 끌고 가고
3. 교뇌에서 몽롱한 의식이 생겨났을 때, 미주신경의 경로를 따라서 옆구리로 끌고 와서 간 비장을 울려주고
4. 옆구리 진동을 양쪽 측두엽으로 끌고 가고
5. 그리고 난 뒤에 음! 하고 입술을 닫아준다.

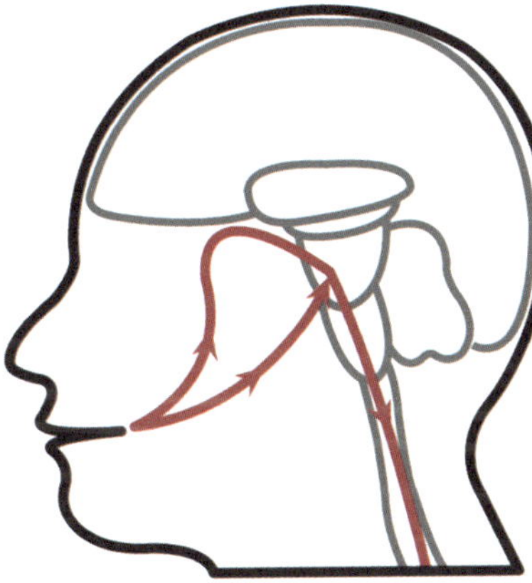

**<미음 발성 2>**

이 과정을 모두 한 호흡에 할 수 있도록 숙달시켜야 한다.
검사할 때는 부위별로 따로따로 하지만 교정을 할 때는 한 호흡으로 연결해서 해야 된다.

비장이 하는 역할이 있다.

1. 세포의 문을 여는 단백질을 생성한다.
2. 근육의 형성과 근육운동에 관여한다.
3. 췌장을 활용해서 소화액을 만들고 분비한다.
4. 면역성을 담당한다.
5. 몸의 온도를 조절한다.
6. 촉각 활동에 관여한다.

간 비장의 균형이 깨어지면 비장의 역할들이 원활하게 이루어지지 못한다.
생각을 잘 못하게 되고 근육의 힘이 약해지고 소화력 떨어지고 온도 조절이 안 되고 촉각에 과민하게 되는 것이다.
생각을 잘 못한다는 것은 신경 세포들이 침체되어 있는 것이다.
세포 활동이 둔화되면 외부정보를 받아들이려고 하지 않기 때문에 짜증이 나고 귀찮아진다.

대부분의 부모님들은 자녀의 장부와 신경이 어떤 상태인지 잘 알지 못한다.
그것을 검사할 수 있는 방법이 없기 때문이다.
하지만 미음 발성을 해보면 그 상태를 알 수가 있다. 그러면서 교정도 함께 한다.
자음 발성을 활용한 진단체계를 적용해서 아이의 상태를 정확하게 진단할 수 있다면 아이로 하여금 최적의 학습을 할 수 있는 조건을 만들어 줄 수 있다.
그렇게 되면 짧은 노력으로도 많은 성취를 이루게 된다.

뇌 균형이 깨어져 있으면 기존에 갖고 있던 지식 기반과 외부에서 들어오는 정보가 서로 만나지 못한다. 아무리 천재라고 해도 그런 상황에서는 공부가 되지 않는다.
그러다 보니 편협되기 시작한다.
즐겁고 재밌고 잘 되는 것만 추구해서 결국엔 통합적 사고를 할 수 없게 된다.
미음 발성을 마무리할 때는 가슴에서 음! 하고 짧게 발음한다. 호흡이 짧으면 기역, 니은 발성을 많이 해준다.

## * 비읍 발성법

미발성은 입술을 댔다가 살짝 떼면서 미~~하고 발성하고 비발성은 입술을 댔다가 불어 내듯이 떼면서 비~~하고 발성한다.

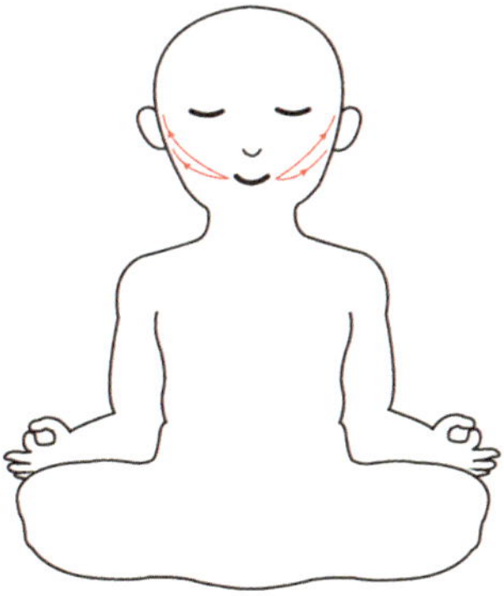

**<비읍 발성 1>**

그다음에 입술 꼬리를 타고 안면신경과 삼차신경의 경로를 따라 교뇌로 들어간다.
교뇌에서는 목줄기를 타고 어깨로 내려간다.
어깨에서 양 팔로 내려가는 진동을 느껴보고 다시 어깨에서 양쪽 등줄기를 타고 신장까지 내려간다.

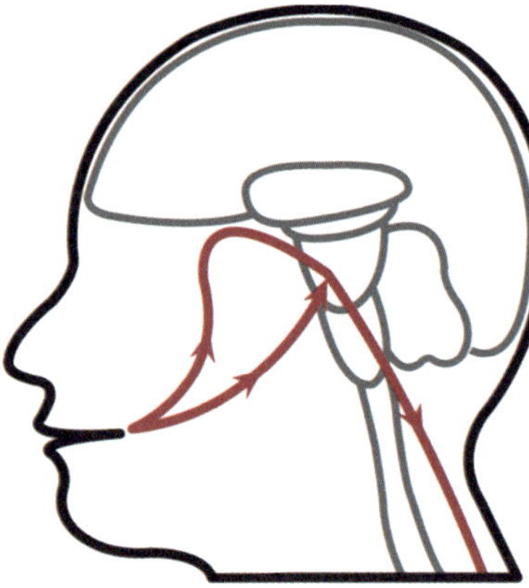

<비음 발성 2>

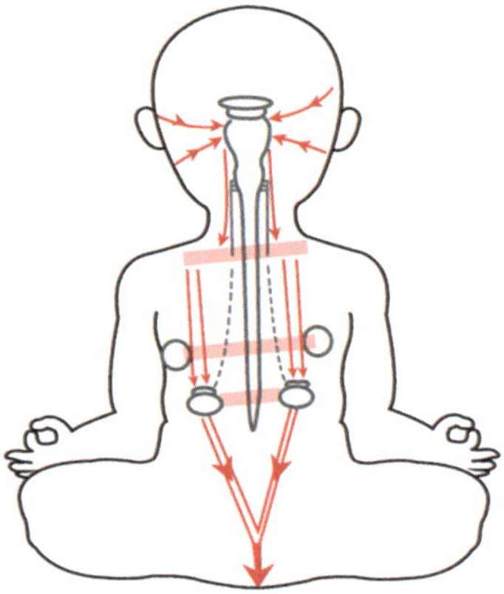

<비음 발성 3>

어깨에서 등줄기를 타고 발성의 진동이 신장으로 내려올 때, 양쪽 어깨를 걸치고 있던 작대기가 등줄기를 타고 내려온다고 상상한다.
신장의 중추점은 흉추 11번째 마디이다. 그 자리까지 작대기가 내려온다.
작대기가 신장의 중추점에 걸리면 비~~의 진동으로 양쪽 신장이 울리는 것을 지켜본다. 그러다가 호흡에 여유가 있으면 양쪽 신장의 진동을 꼬리뼈에서 만나도록 하고 꼬리뼈 끝으로 진동이 빠져나가도록 한다.

끝날 때는 읍! 하고 짧게 끊어준다.
읍! 하면서는 옆구리를 조이면서 췌장하고 담을 연결해 준다고 생각한다.
신장이 안 좋은 사람은 비읍 발성 자체가 안 된다.
비~~ 하다가 발성이 딱 끊어진다.
비 소리가 안 나오면 신장 자리에다 손등을 얹어놓고 하면 된다.
뒷짐을 진 상태에서 비 발성을 시키는 것이다.
자기 신장이 어떤 상태인지 비 발성을 해보기 전에는 알 수가 없다.
신장이 안 좋은 사람들은 만성적인 피로에 시달린다.
만성 피로가 누적되면 최악의 경우 신부전증이 된다.
감정적으로는 외로움이 많다.
가슴은 진정이 안 되고 항상 설레임이 있다.
비~~할 때 바이브레이션이 일어나도 신장이 안 좋은 것이다.
비읍 발성을 통해 교뇌와 연수 쪽에 걸려 있는 과부하들을 어깨로 해서 팔 쪽으로 빼낼 수 있다.
어깨 아픈 것도 같은 방법으로 해소한다.
비~~ 진동을 꼬리뼈 끝까지 끌고 가서 땅속으로 들어간다고 생각하면 꼬리뼈 쪽의 탁기들이 빠져나간다.
신장이 두 개인 이유는 간과 비장의 균형을 유지시켜 주기 위해서다.
때문에 비 발성으로 신장이 치유되면 간과 비장의 균형이 더욱더 공고해진다.
비 발성도 마무리할 때는 읍! 하고 짧게 끊어 준다.
읍! 할 때는 옆구리를 조여주면서 간 비장을 함께 자극해 준다.
그렇게 되면 췌장과 담이 함께 자극받아서 소화 기능이 좋아진다.
기역, 니은, 디귿, 미음, 비읍.
이 자음 들은 자율신경의 상태와 장부 상태를 더불어서 진단할 수 있는 방법이다.
때문에 이 자음들만 활용해도 질병의 상태를 진단하고 치료할 수 있다.
나중에 이응이나 지읒, 키읔이나 티읕, 히읗이나 피읖 등을 배우게 되면 중추신경을 영역별로 자극해서 치료 범위를 넓혀 줄 수 있다.

## 근기에 따라 자음 발성을 세팅해 줄 수 있어야 한다.

교뇌, 연수가 경직되어서 신경전달물질이 원활하게 생성되지 않으면 그때에는 나선 호흡을 하면서 기역 발성과 니은 발성을 해줘야 한다.
호흡과 자음 발성이 병행되면 치료의 속도가 비약적으로 빨라진다.
그 과정에서 뇌세포의 활동이 활성화된다.
나선 호흡으로 뇌세포를 억제시켜 놓았다가 발성으로 자극하면 그때 뇌세포가 갖고 있는 정보들이 연합령으로 방출된다.
이렇게 되면 안 떠오르던 기억도 떠오르게 된다.
예전에 풀어본 문제인데도 생각이 나지 않아서 못 푸는 수학

문제가 있다.
그런 경우 나선 호흡만 시켜도 그 문제를 풀 수 있게 된다.
중학교 1학년에 다니는 아이가 있었다.
시험을 보면 어떤 과목이던 80점 이상 맞은 적이 없던 아이였다.
50점 맞고도 엄청 잘 맞았다고 자랑하고 항상 20점, 30점 수준이었다.
초등학교 때 중학교 수학까지 다 풀었던 실력인데 왜 시험을 못 보냐고 물었더니 공부를 안 하기도 했지만 시간이 없어서 못 푼다는 것이다.
시험 보는 속도가 느린 것이다.
저 혼자 풀라고 하면 다 풀 수 있다고 했다.
그래서 나선 호흡과 문자관을 가르쳤다.
그랬더니 그 뒤로 수학시험에서 한 문제만 틀려서 왔다.
시험지를 앞에 놓고 나선 호흡을 했더니 문제를 어떻게 풀어야 할지 그 방향이 보이더라는 것이다.

신경 전환이 빨리 이루어져서 그렇게 된 것이다.
순발력이 부족한 사람에게는 아주 유용하게 쓰일 수 있는 방법이다.
그런 능력을 키워 주려면 좀 더 오랜 시간 동안 세타파에 머물 수 있는 조건을 만들어 줘야 한다.
발성과 나선 호흡을 꾸준하게 수련하면 그런 능력이 배양된다.
세타파 상태에서 갖추게 되는 인식 체계나 기억 체계나 표현 체계는 베타파 상태보다 세배 뛰어나다.
그런 조건을 만들어 주는 것은 여러 자음 중에 어떤 자음을 활용해도 된다.
하지만 그 사람의 몸 상태에 맞게 세팅해 줄 수 있어야 한다.
 그러려면 자음 발성에 대한 기본 원리를 숙지하고 정확하게 발성이 되는지 안 되는지를 구분할 수 있어야 한다.
만약 발성이 제대로 안 되면 그것을 교정해 줄 수 있는 방향을 제시해 줘야 한다.

### * 시옷 발성법

시옷 발성은 이빨 소리이다.
입술을 살짝 벌리고 앞 이빨을 자극하면서 시~~하고 길게 발성한다.

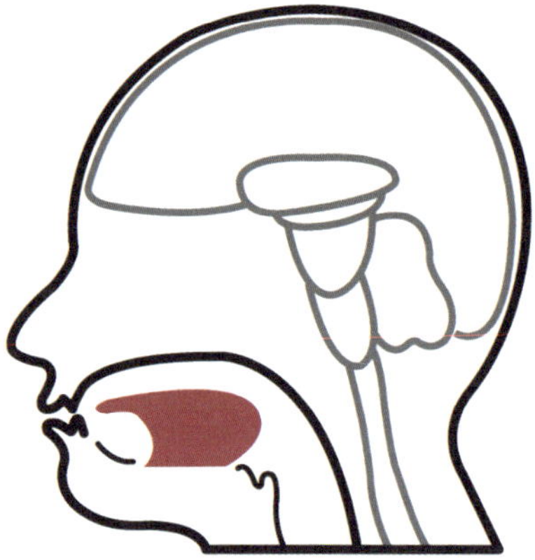

**<시옷 발성 1>**

좀 더 강하게 시~~이~~옷! 할 수도 있다.
쉬~ 하고 소리를 내면 소변이 마려워진다.
왜 그렇게 될까?
연수 중간쯤에 3차신경 척수핵이 있다.
3차신경은 이빨로 들어가는 신경이다.
하악으로 와서 아래 이빨로 들어가고 상악으로 와서 위 이빨로 들어간다.
3차신경은 4개의 신경핵이 있다.
그중 척수핵이 연수에 있다.
척수핵 경로가 꼬리뼈 영역의 부교감신경과 연결되어 있다.
꼬리뼈에서 방광하고 전립선으로 들어가는 부교감신경이 척수핵과 연결된다.
방광의 부교감신경은 방광을 수축시키는 역할을 한다.
그래서 시~~ 하고 이빨을 자극해 주면 3차신경이 자극되면서 꼬리뼈 부교감신경이 자극을 받는다.
그러면 방광이 수축되면서 오줌이 마렵게 된다.
그냥 그 시~ 소리를 듣는 것만으로도 자극을 받는다.
시옷 발성은 명문에서부터 요추까지, 방광, 직장, 전립선, 성선, 자궁 쪽으로 들어가는 부교감신경을 전체적으로 자극해 준다.
발성을 통해서는 부교감신경을 자극하고 호흡을 통해서는 교감신경을 자극한다.

시~~~하면서 아랫배를 최대한 집어넣는다.
다시 배를 내밀 때는 들이밀었던 배를 팅~! 하고 튕겨준다.
시~~하다가 옷! 할 때 혓바닥을 입천장에 붙이면서 아랫배를 튕겨준다.

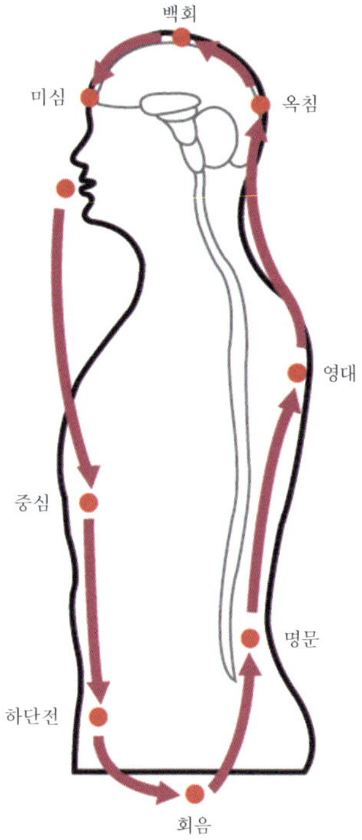


**<시옷 발성 2>**

그 과정에서 방광하고 자궁으로 들어가는 아랫배 신경들이 강한 자극을 받는다.
골반이 조여지고 당겨지면서 교감신경이 자극을 받고 발성을 통해 부교감신경이 자극받는다.
자궁 근종이나 물혹 같은 질환들을 치료하기 위해서 필요한 발성이 리을 발성, 시옷 발성, 니은 발성이다.
이 세 가지 발성이 합쳐지면 자궁 쪽 질환들을 해소하는데 상당한 도움을 준다.
교감신경이 자극되면서 생겨나는 열기로 그 부위의 냉기를 몰아내고, 부교감신경을 자극해서 신경전달 체계를 살려낸다.
그렇게 되면 뇌하수체와 송과체가 그쪽 정보를 인식하게 된다.

니은은 부드러운 발성으로 등 쪽을 자극해서 꼬리뼈로 내려오도록 하는 것이고 시옷은 강하게 자극해서 신경과 근육을 압박해 주는 효과가 있다.
리을은 기운을 돌려주고 순환시켜 주는 효과가 있다.
요실금도 시옷으로 치료된다.

시옷 발성의 기법과 경로에 대한 세부적인 설명이다.
손을 아랫배에 댄다.
천천히 나선 호흡으로 시상까지 들이쉰다.
시~~ 하면서 배가 점점 들어가면서 골반이 당겨지고 꼬리뼈 쪽에서 열기가 확 하고 일어나서 등 쪽으로 올라가는 것을 느낀다.
시~~ 할 때도 이빨 사이로 빠져나오는 바람의 느낌이 살아있어야 한다.
시가 이가 되어서 바람의 느낌이 죽으면 안 된다.
시~~ 할 때 이빨의 진동이 배를 타고 내려와서 회음으로 가게 한다.
그런 다음 꼬리뼈를 타고 척추를 따라 백회까지 올라가서 미심으로 내려온다.
영어 C자를 거꾸로 생각해 보면 된다.
옷! 할 때는 혀를 입천장에 붙이면서 배를 팅~하고 튕겨준다.

이빨 사이 진동은 앞쪽 윗니 아랫니 사이에서 느껴야 한다.
시~~ 하는 진동이 방광까지 연결되는지 정확하게 관찰하고 옷! 하면서도 아랫배가 튕겨지는 것을 정확하게 인식해야 한다.
꼬리뼈 쪽에서부터 열기가 일어나서 등줄기를 타고 머리까지 올라가는 것이 느껴지면 시옷 발성이 제대로 된 것이다.
충치를 없애 줄 수도 있고 축농증, 비염, 아토피까지 치료가 된다.
야뇨증이 있는 아이는 자기 전에 시켜주면 좋다.

옛날에 아기들 오줌 싸면 체 씌워서 소금 얻어 오라고 보냈는데 그것이 시옷과 똑같은 동작이다.
체의 머리가 미심에 걸리면 방광경을 당겨준다.
인사하려고 숙이면 체 끝이 꼬리뼈 쪽을 쓸어주게 된다.
그 동작에서 미심과 꼬리뼈를 같이 자극해 주고 그것이 시옷과 같은 효과를 내도록 했다.

### * 이응 발성법

이응 발성법은 네 종류가 있다.
중심 이응, 중극 이응, 후두 이응, 중간기둥 이응이 바로 그것이다.

### - 중심 이응

혀를 입 중간에 놓고 이~~ 발성을 하는데
혀끝이 이빨에 닿아서도 안 되고 입 바닥에 닿아서도 안 된다.
이~~ 하면서 명치 주위, 가슴 주위가 울리도록 해준다.
그리고 숨이 다하면 '응!' 하고 딱 끊어준다.

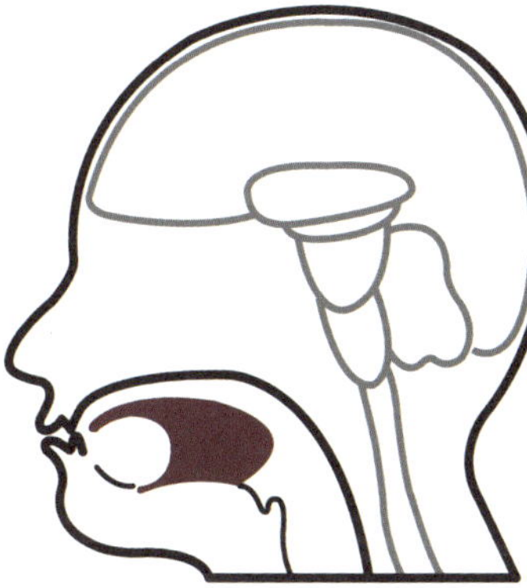

**<중심 이응 1>**

가슴이 이~~ 하는 진동으로 울리는 것을 느낀다.
이응이 끝난 다음이나 이응이 진행되는 동안에 가슴 상태를 지켜본다.
편안하면 중심이 세워진 것이다.
가슴 바탕에서 중심을 세우는 방법은 뒤에 옴자 발성법에서 상세하게 다뤄진다.

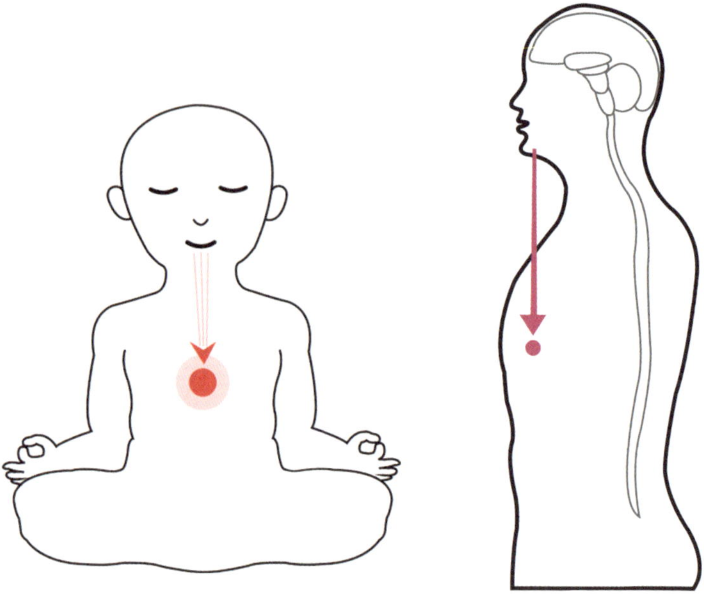

<중심 이응 2>

이응 발성을 할 때 중심에서 나타나는 증상들이 있다.
그 증상을 놓고 상대를 진단한다.
평소에는 안 나타나던 증상들도 이응을 하다 보면 나타난다.
간 비장의 상태뿐 아니라 나머지 오장육부 전체의 상태가 중심에서 나타난다.
특히 장부의 부정적인 상태가 드러난다.
중심 자리가 뻐근하게 아프면 심장이 안 좋은 것이다.
중심 자리가 바늘로 콕콕콕 찌르듯이 아프면 폐가 안 좋은 것이다.
답답하면 위장이 안 좋은 것이다.
더부룩하면 소장이 안 좋은 것이다.
예민하고 까탈스럽고 진정이 안 되면 대장이 안 좋은 것이다.
조급한 마음이 일어나면 방광이 안 좋은 것이다.
불안하면 담이 좋지 않은 것이다.
메슥거리면 비장이 좋지 않은 것이다.
울렁거리면 간이 좋지 않은 것이다.
설레면 신장이 좋지 않은 것이다.
빙글빙글 돌면서 속이 메슥거리거나 울렁거리면 외부 의식이 들어와 있는 것이다.
장부의 부정성이 다스려지지 않으면 중심이 세워지지 못한다. 때문에 중심 보기를 하면서 드러나는 부정적인 현상들은 그때그때 제도해 주어야 한다.
장부의 부정성이 다스려지고 중심의 편안함이 지속되면 중심이 세워진 것이다.
중심 이응을 통해 중심을 세우는 것과 중심을 제도하는 것이 함께 이루어진다.
중심 이응을 하면서 자신의 장부 상태를 알 수도 있고 상대와 일치해서 상대의 상태를 느낄 수도 있다.
중심을 통해 상대의 상태를 아는 것이 심진법이다.
중심을 활용할 줄 알면 자기 몸을 들여다보면서 자기진단을 할 수 있다.

### - 중극 이응

중극은 영대에서 배 쪽으로 약 5센티 정도 들어온 자리이다.
영대는 흉추 다섯째 마디에서 여섯째 마디 사이에 위치한 독맥의 혈점이다.
중극 자리는 배 쪽으로 들어오는 여러 갈래의 교감신경이 시작되는 부위이다.
특히 심장으로 들어오는 교감신경과 간 비장으로 들어가는 교감신경이 시작되는 자리이다.
중극을 발성으로 자극하면 아드레날린 분비가 촉진되면서 교감신경이 항진된다.
중극 이응의 발성은 혀뿌리를 목젖 앞쪽으로 바짝 당긴 상태에서 이루어진다.
이~~ 하고 길게 발성하면서 목젖 앞쪽의 입천장을 울려준다.
그런 다음 입천장의 떨림이 연수를 자극하고 척수를 따라 내려와서 중극을 자극하도록 한다.

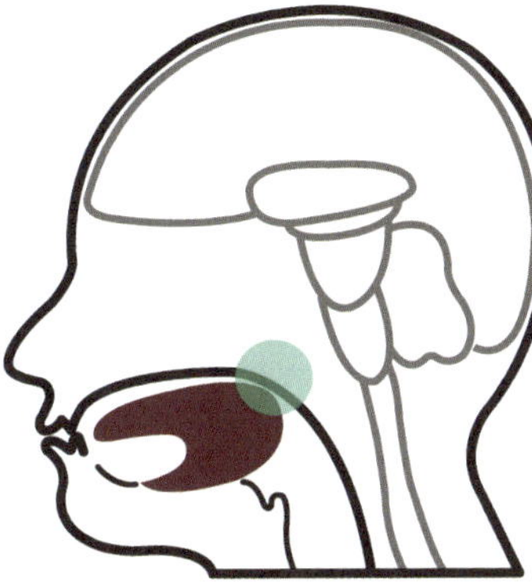

<중극 이응 1>

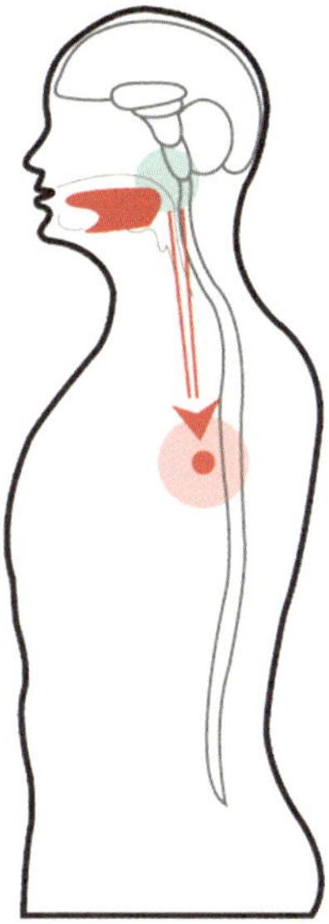

<중극 이응 2>

중극의 자극이 느껴지면 호흡이 다할 때까지 이~~발성을 하다가 응! 하고 짧게 끊어 준다.
그렇게 하다 보면 어느 때부터 중극 자리에서 후끈한 열기가 느껴진다.
그때의 열기는 교감신경이 자극을 받아서 생겨나는 것이다.
중극을 지속적으로 자극하면 아드레날린이 분비되면서 교감신경이 항진된다.
이 과정에서 생겨난 열기는 척추와 척수 영역의 냉기를 몸 밖으로 밀어내고 중심을 진보시키며 일치된 의식을 제도하는 데 쓰인다.

중극이 세워지면 선천기를 활용해서 중심을 열고 닫는 것을 임의롭게 조절할 수 있다.
그 상태가 되면 중심의 진보가 세 단계 이루어진 것이다.

- 후두 각성 이응

후두 각성 이응은 소뇌다리를 자극하는 발성법이다.
소뇌는 교뇌와 세 개의 다리로 연결이 되어 있다.
중추신경계에서 소뇌의 기능은 대단히 중요하다.
해마체가 기억을 담당한다면 소뇌는 기억된 것이 유전적 형질로 전환되도록 하는 역할을 한다.
소뇌는 스스로가 필요 없다고 판단되는 정보는 모두 지운다.
반면에 필요하다고 판단되는 정보는 유전적 형질로 기록한다.
소뇌가 꼭 필요하다고 느끼는 정보는 좌뇌와 우뇌가 통합적으로 쓰이고 해마체와 편도체가 동시에 자극을 받고 뇌하수체와 송과체가 균형을 이룬 상태에서 인식한 정보이다.
그중에 어느 한 가지 조건이라도 불충분하게 갖춰져 있으면 소뇌는 그것을 지워야 되는 정보라고 판단한다.

소뇌 다리가 세 개가 있는 이유가 있다.
첫째 소뇌다리는 소뇌의 정보가 중뇌로 나가는 통로이다.
소뇌에서 시작된 신경섬유가 첫째 소뇌다리를 형성하고 중뇌 적핵에서 끝난다.
중뇌의 적핵 영역은 적핵척수로, 눈돌림 신경핵, 도르래 신경핵, 시상 아래핵, 그물핵, 삼차신경 중뇌핵, 주감각핵의 위 끝부분과 연결되어 있다. 때문에 소뇌는 첫째 소뇌다리를 통해 그 전체 영역을 관장한다.

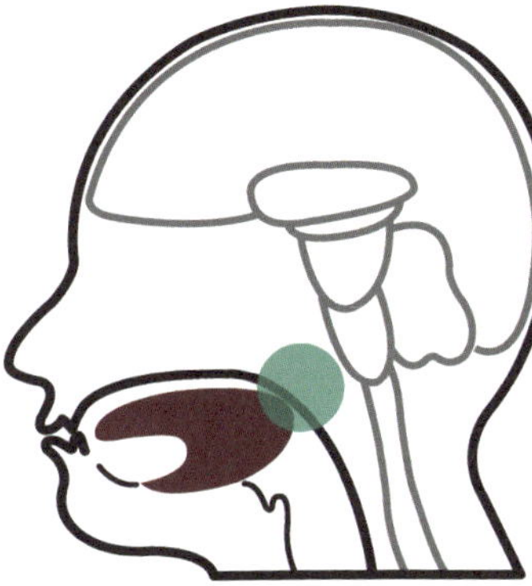

**<후두 각성 이응 1>**

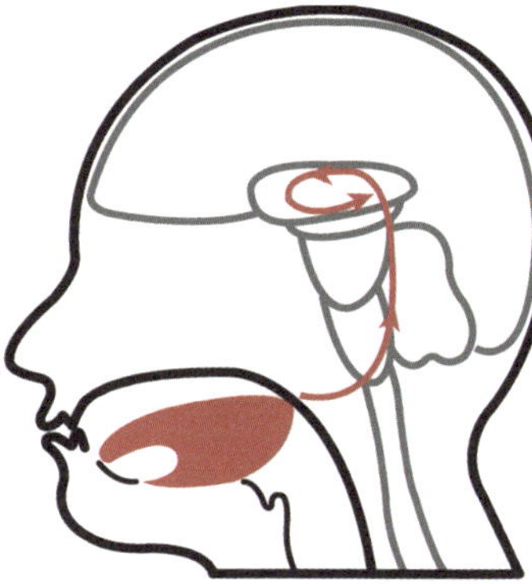

**<후두 각성 이응 2>**

두 번째 소뇌다리는 광범위하게 대뇌, 교뇌, 소뇌 간의 연결을 이룬다.
특히 대뇌피질과 교뇌의 신경섬유들이 교뇌핵 주변에서 접합을 이루고 소뇌로 들어간다.
맨 밑에 있는 세 번째 소뇌다리는 연수나 척수의 정보들이 전달되는 통로이다.
소뇌는 이 세 영역을 나누어서 관장하는 기능을 갖고 있다.
그리고 그 세 영역에서 유입되는 정보를 규합해서 진짜 필요한 정보라고 판단되는 것은 유전적 형질로 저장하고 그렇지 않은 것은 지워버린다.

소뇌는 기억을 지우는 지우개이면서도, 유전적 형질을 저장하는 창고이다.
인식한 정보가 소뇌다리를 전체적으로 건드릴 수 있는 조건을 만들어준다면 그 정보는 유전적 형질로 남아있게 된다.

후두 이응으로 이~~ 응! 하고 소뇌다리를 자극해 주면 소뇌다리를 이루고 있는 신경세포들이 부풀어 오르기 시작한다.
그때 소뇌의 푸르키네 세포가 따라서 흥분한다.
그 과정에서 인식하고 기억하고 떠올리는 정보들이 소뇌로 유입될 수 있는 조건이 만들어진다.
후두 이응을 반복적으로 해주면 소뇌다리의 신경전달 도로가 넓어진다.
그렇게 되면 좀 더 많은 정보들을 유전적 형질로 바꿀 수 있게 된다.
본성과 각성의 상태를 소뇌가 유전적 형질로 기억하게 되면 깨달음을 지속할 수 있는 조건이 되고, 학습을 통해 습득한 지식을 소뇌가 유전적 형질로 기억하게 되면 시간이 흘러도 잊어버리지 않게 된다.
애써 집중해서 공부하는 사람과 즐겁게 공부하는 사람 중에 어떤 사람이 공부를 더 잘할까?
아무리 집중해서 공부해도 즐겁게 공부하는 사람을 따라 가지 못한다.
재미있게 본 영화는 그 내용을 잊어버리지 않는다. 외우려고 하지 않아도 저절로 다 외워져 있다.
재밌게 공부하는 사람이 그렇다.
인식하고 기억된 정보들이 서로 만나서 대뇌연합령으로 표출되면서 자기표현이 이루어진다. 그 표현이 재미있고 아름다우면 소뇌는 저절로 그 상황을 기억한다.
그냥 기억해라 하면 못하는데 노래로 만들어서 기억하라고 하면 다 기억한다.
즐겁기 때문에 그런 것이다.

후두 이응의 이~~발성은 목젖 위쪽 부위로 파고드는 소리이다.
키읔 발성과 티읕 발성을 했으면 소뇌 영역에 대한 지각력이 갖춰져 있다.
켝! 하고 뒤통수를 울린 다음에 후두 이응을 한다.
이때 뒤통수는 울리지 않아야 하고 소뇌다리로 파고드는 발성의 느낌은 명백하게 살아 있어야 한다.
**ㄱ 발성에서** 도넛을 인식하는 것이 대뇌변연계를 통합적으로 활용하기 위한 목적이 있다면 후두 이응으로 소뇌다리를 자극하는 것은 그렇게 통합적으로 인식한 정보를 유전적 형질로 기록하기 위한 목적이 있다. 대단히 중요한 과정이다.

### - 중간 기둥 이응

중간 기둥 이응은 뇌척수액의 에너지를 표출시키기 위한 방법이다.
혀 뒤쪽 부위를 입천장 중간 부분에 당겨서 붙이고 이~~ 발성을 길게 하면서 직접 시상을 자극한다.
그런 다음 제3뇌실이 미세하게 진동하는 것을 느껴본다.
뇌척수액이 진동하게 되면 강력한 선천기가 촉발된다.

중간 기둥 이응은 뇌와 척수를 전체적으로 자극하는 발성법이다. 모든 자음 발성 중에 중추신경 전체를 자극할 수 있는 유일한 발성법이 중간 기둥 이응이다.
중간 기둥 이응을 하게 되면 뇌와 척수 영역에 내재되어 있던 문제점들이 총체적으로 드러난다.
중풍이나 바이러스 그 밖의 원인으로 생겨난 머리 쪽 질환들이 모두 다 드러난다. 중간 기둥 이응을 통해 표출된 선천기는 인체 재생인자가 활동할 수 있는 에너지원이다.
때문에 중추 신경을 재생하는 것은 물론이고 장부와 뼈에 이르기까지 광범위한 영역에 영향을 미친다.

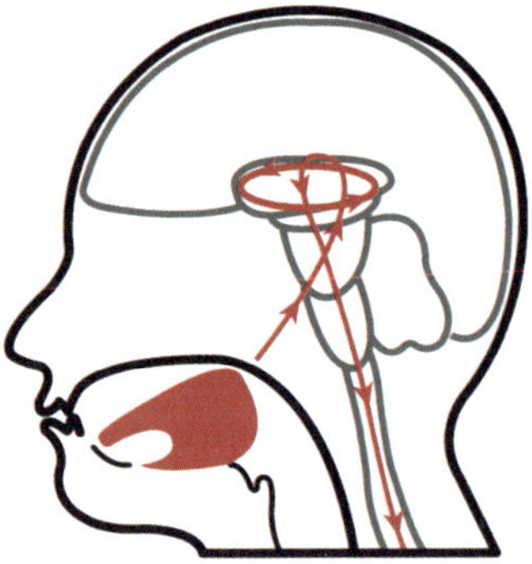

<중간 기둥 이응 1>

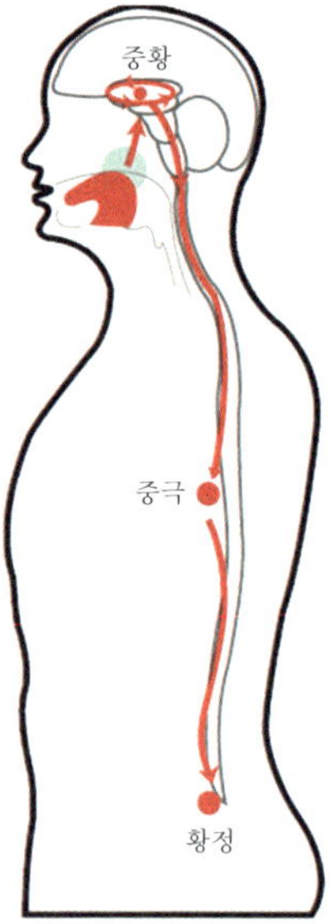


<중간 기둥 이응 2>

중간 기둥이란 중추신경의 세 기점을 연결했을 때 만들어지는 구조물이다.
시상에 세워지는 '중황'과 흉추 다섯째 마디 앞쪽에 세워지는 '중극' 그리고 요추 둘째 마디 아래쪽 척수 말단에 세워지는 '황정'이 중간 기둥을 이루는 세 기점이다.
뇌척수액이 진동하면서 표출되는 선천기가 중간 기둥의 기점을 자극하게 되면 생명이 갖고 있는 비밀의 문이 열리게 된다.

## * 지읒 발성법

### ㅈ 발성법과 무념주 호흡

지읒 발성으로 무념 상태가 되는 것은 발성의 진동으로 인해서이다.
지읒 발성은 혀의 떨림을 활용해서 미세진동을 일으키고 그 진동으로 시상을 자극하는 방법이다.
미세진동으로 시상을 자극해 주면 뇌파가 일정해진다.
혀의 중간을 구부려서 입천장 가까이 댄다.
그리고 지~~~ 하는 진동이 일어나서 시상을 울리도록 한다.
그때 시상의 울림이 백회까지 전달되도록 한다.
마무리할 때는 읒! 하고 짧게 끊어준다.
이때 혀가 입천장에 닿으면 안 되고 아랫니에 닿아도 안 된다.
읒! 한 다음에는 머릿속에서 아무 생각이 일어나지 않는 것을 주시한다.
똑같은 정보가 반복적으로 간뇌를 자극하면 뇌세포들이 문을 닫는다.
세포가 문을 닫으면 뇌파가 안정된다.
이 상태가 무념 상태이다.
똑같은 정보가 반복적으로 들어오면 재미가 없기 때문에 도파민 분비가 일어나지 않는다.
그러다가 뭔가 변화가 생겨나면 다시 도파민이 분비되면서 세포가 문을 연다.
이때 변화의 요인으로 작용하는 것이 호흡과 발성이다.
지~~~읏! 하고 나서 무념 상태가 조장되었으면 숨을 들이쉬면서 지름 3센티 정도 되는 원판이 백회에서 시상까지 내려온다고 생각한다.
천천히 숨을 빨아들이면서 두정부의 피질척수로를 자극하고 시상까지 그 자극이 이어지도록 한다.
이것이 '무념주 호흡' 이다.

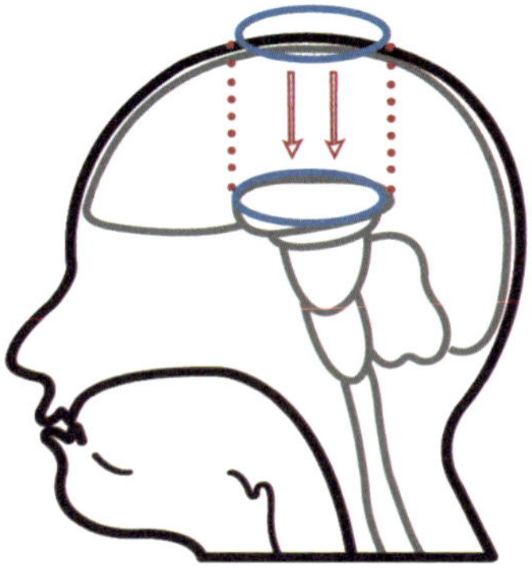

**<무념주 호흡>**

피질척수로가 호흡의 미세 감각을 통해서 자극을 받게 되면 신경 억제물질이 생성된다.
그렇게 되면 신경세포들이 문을 닫는다.
백회에서부터 시상까지 호흡이 빨려 들어오는 느낌이 처음에는 잘 느껴지지가 않는다.
그런데 자꾸 하다 보면 느낌이 살아난다.
숨을 내쉴 때는 시상에서 백회까지 밀고 올라가는 느낌이 생겨나고 들이쉴 때는 백회에서 시상까지 쑥 하고 빨려 들어오는 느낌이 생겨난다.
두정부의 피질척수로가 외부 자극에 노출되면 멜라토닌이 분비된다.
외부 자극에 저항하는 신경전달물질이 분비되는 것이다. 햇빛을 쪼여도 멜라토닌 분비가 일어난다. 그래서 피부가 검은색으로 변하면서 햇빛에 저항하게 된다.
햇빛의 광자가 피부세포를 때려서 전자가 튕겨져 나가면 세포 내 분자 균형이 깨어진다. 그때 튕겨나간 전자를 대체하기 위해서 세포 내에 전자이동이 일어난다.
이 과정에서 세포가 훼손된다. 그것을 막기 위해 신경 활동이 촉발된다.
이런 경우를 피질 세포가 자각하면 세포의 훼손이 대뇌 기저쪽으로 이어지지 않게 하기 위해 신경 억제 물질을 분비한다.
이때 분비되는 신경 억제 물질이 '가바'이다.
멜라토닌이나 가바는 피질척수로가 인체를 방어하기 위해 활용하는 신경 억제 물질이다.
무념주 호흡을 할 때에도 마찬가지이다.
숨을 빨아들이면서 백회를 자극하면 피질척수로는 그 감각을 저항해야 할 대상이라고 판단한다.
그래서 그 감각에 저항하기 위해 신경 억제 물질을 분비한다.
그 결과로 두정부 피질과 시상 사이에서 마비된 느낌이 기둥처럼 생긴다.
그것을 무념주라 한다.
무념주가 세워지면 깊은 세타파에 들어간다.
지읒 발성과 무념주를 병행하면 무념에 대한 각성이 극대화된다.
그 결과로 뇌세포가 무념 상태를 즐겁게 인식하게 된다.

지읒 발성은 혀의 중간을 이용해서 입천장을 울려주고 그 울림으로 시상을 자극하는 방법이다.
지 발성은 간뇌 영역의 신경을 억제하는 소리이다.
지~~소리의 파동이 반복되면 뇌세포들이 그 상태를 거부한다.
그래서 신경 억제물질을 분비하고 세포의 문을 닫아버린다.
백회에서 빨아들인 호흡을 시상까지 내려오도록 하고 그 상태에서 지읒을 병행하면 가장 빠른 시간 안에 무념에 들어간다.
지읒 발성은 뇌세포에게는 지루한 소리지만 생명에게는 성스러운 소리이다.
심식의에 치우치지 않는 무념을 만들어 내는 소리이기 때문이다.
지읒은 머리를 비워내는 소리이다.
무념주 호흡과 지읒을 병행하면 정보를 떠올리고 재인식하는 역량이 극대화된다.
그러면서 각성도 투철해진다.

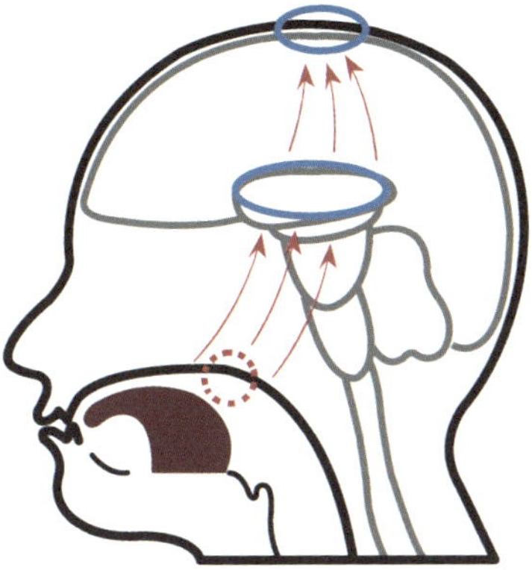

**<지읒 발성>**

### * 치읓 발성법

치읓은 시상과 백회를 강하게 때려주는 소리이다.
시상과 백회 영역의 신경세포들에게 강한 충격을 주는 것이다.
방만한 신경세포들, 놀기 좋아하고 도파민만 좋아하고 재밌는 것만 좋아하는 신경세포들에게 충격을 줘서 정신 차려! 하는 것이다.
그래서 순간 긴장을 시켜준다.
발성을 할 때는 혀 뒤쪽의 혀뿌리를 입천장에 붙인다.
백회에서부터 혀뿌리까지 천천히 숨을 들이쉰다.
그런 다음 호흡을 끊은 상태에서 짧고 강하게 칫! 하고 발성한다.

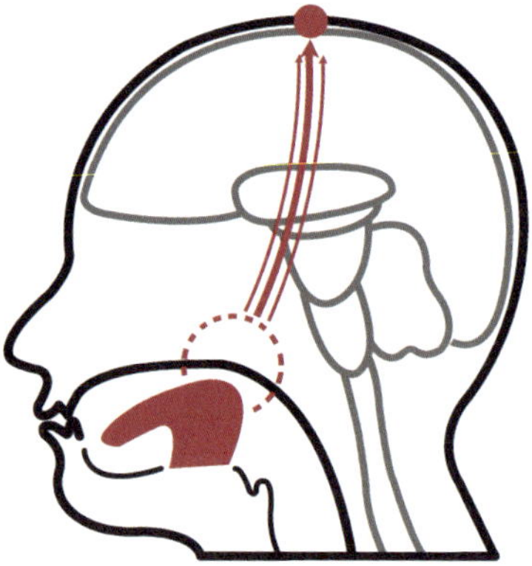

**<치읓 발성>**

소리가 목구멍에서 나오면 안 된다.
혀뿌리를 입천장에 붙여서 입천장을 때리면서 소리가 나야 한다.

치읓 발성은 주의를 집중시켜 준다.
집중력이 흐트러질 때 첫! 발성을 다섯 번씩만 하게 되면 정신이 번쩍 든다.
시상과 백회 쪽을 강하게 자극해서 그쪽의 신경세포들로 하여금 지루한 상태에서 벗어나게 해주는 것이다.
가끔씩 그렇게 소리를 질러주면 뇌세포들이 재미있어 한다.

디귿은 혀 앞쪽을 활용하는 발성이고 치읓은 혀 중간 뒤쪽을 활용하는 발성이다.
치읓 발성은 머릿속에 있는 끈적한 탁기들을 몰아내준다.

노르아드레날린의 열기가 뇌신경에 끼어 있는 불순물을 쫘~악 쓸어내는 것이다.
그래서 눈이 번쩍 떠지고 귀가 예민해지고 호흡은 확장된다.
공황장애를 치료할 때 지읒 발성과 치읓 발성을 함께 활용한다.

### * 키읔 발성법

발성할 때 혀의 위치를 놓고 비교해 보면 디귿은 혀의 앞 부분을 활용하고 치읓은 중간 뒷부분을 활용한다.

키읔은 혀의 뿌리 부분을 활용한다.
키읔 발성도 치읓 발성과 비슷하다.
똑같이 혀뿌리를 입천장에 붙이고 아예 혀뿌리 양쪽 날개를 어금니로 잡는다고 생각한다. 강하게 때려 주듯이 발성한다.

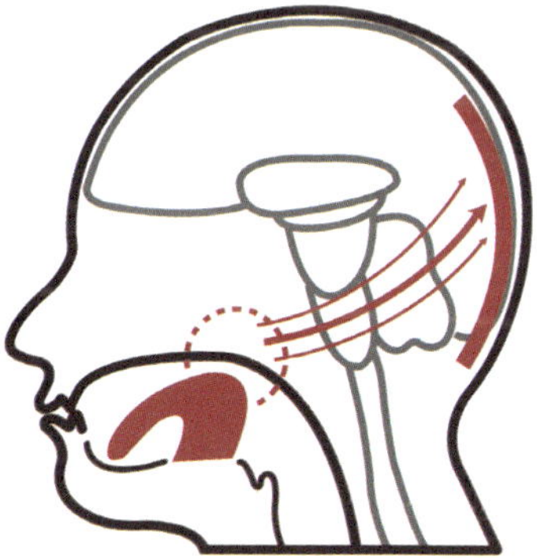

**<키읔 발성>**

치읓은 첫! 하고 입천장을 치는 소리이고 키읔은 켝! 하고 목젖 뒤쪽을 때려 주면서 뱉어내는 소리이다.
기역, 니은, 미음, 비읍, 시옷 발성들이 모두 3차신경을 자극해서 교뇌 연수 쪽을 풀어주는 발성법이다.
하지만 그런 발성만을 갖고서는 교뇌, 연수의 경직이 완전하게 풀어지는 것은 아니다. 그래서 키읔 발성처럼 그 부위를 강하게 때려주는 발성이 필요하다.
미음 비읍 시옷 같은 발성은 고혈압을 치료하는 소리이기도 하다.
교뇌, 연수 영역이 경직되면 혈압조절이 안 된다.
미음 비읍 시옷에서 교뇌 연수 영역이 잘 풀어지지 않았다면 키읔 발성을 통해서 확실하게 그쪽 영역을 풀어준다.
게다가 소뇌까지 강하게 때려주면서 해마체까지 자극해 주는데 그렇게 되면 머리 내부 공간을 수직으로 나누어서 인식할 수 있게 된다.
시상을 중심으로 머리 영역을 세 개의 칸으로 나누어서 구분할 수 있는 역량이 키읔 발성을 통해서 갖춰진다.

키읔을 통해서는 뒤통수에서 판자때기를 만들 수 있다.
이는 머릿골 속에서 갖춰지는 무심의 벽이다.
생각이 접해지는 현상에 이끌리지 않기 위해서 필요한 것이 바로 무심벽이다.
이는 머릿골 속에서 진여심을 이루기 위해 반드시 필요한 과정이다.
치읓 키읔은 강한 발성들이라 뇌의 영역에서는 노르아드레날린을 분비시킨다.

그리고 부신피질을 자극해서 아드레날린 분비를 촉진시킨다. 몸을 따뜻하게 해주고 면역성을 강화시킬 수 있는 조건들이 이 과정에서 만들어진다.
교감신경의 작용이 원활하게 이루어져서 체온이 정상적으로 유지될 때 면역세포들이 왕성하게 활동할 수 있다.

길을 잘 찾지 못하는 것은 뇌 영역의 공간 감각이 떨어지기 때문이다.
공간 지각력이 떨어지면 길을 찾지 못한다.
그냥 머릿속이 빙 빙 돈다.
그런 경우에는 눈을 감고 자기 머릿속을 느껴보면 천리나 되는 것처럼 멀게 느껴진다.
눈을 감아보자.
눈을 감고 미심에서부터 옥침까지 그 거리를 느껴보자.
그랬을 때 아득하게 멀리 느껴지면 공간 지각력이 떨어지는 것이다.
그렇게 되는 이유가 뇌하수체와 송과체의 연결이 원활하게 이루어지지 않기 때문이다. 그런 경우에는 공간에 대한 수평감이 상실된다.
거리감이 없고 사람 얼굴 기억하지 못하는 것은 다 이런 경우에 해당된다.
본래 뇌 속에는 지각신경이 없다. 그래서 망망대해처럼 느껴지는 것이다.
간뇌만큼은 약간의 지각신경이 있다.
간뇌가 갖고 있는 약간의 지각신경과 미심과 옥침 쪽에 퍼져 있는 지각신경을 활용해서 뇌 내부의 공간감을 실측감으로 느끼는 것이다.
그걸 잘하는 사람은 공간 감각이 아주 뛰어난 사람이고 그걸 못하는 사람들은 공간 감각이 부족한 사람이다. 그런 사람은 칸 나누기를 잘 못한다.
예를 들어 통 공간을 쪼개서 방을 만드는데 방 몇 개를 만들고 거실을 얼마만큼의 크기로 하고 이런 것을 잘 못하는 것이다.
디자인이나 인테리어나 설계나 건축이나 이런 일을 하는 사람에게는 결정적인 단점이 된다.
그런데 그런 상태는 금방 교정된다.
자음 발성 중에 티읕과 키읔을 활용하면 쉽게 교정된다. 오히려 공간 감각이 정상적인 사람보다 더 탁월해진다.

특별하게 뛰어난 사람은 해마체, 편도체, 뇌하수체, 송과체, 소뇌의 기능들을 통합적으로 활용하는 사람이다.
그런 사람은 예지력도 발달되어 있다.
자음 발성 명상의 가장 큰 장점이 뇌의 영역을 통합적으로 쓸 수 있는 조건을 만들어 주는 것이다.
시상 영역에서 도넛을 인식하는 것은 간뇌의 지각력을 활용해서 대뇌변연계를 통합적으로 활용할 수 있는 조건을 만드는 것이다.
도넛의 형태는 대뇌변연계가 통합된 느낌이다.
그 상태에서 발성이 일어나면 활성화된 세포들이 한꺼번에 문을 열면서 의식이 통합적으로 쓰인다.
그 효과는 평범한 사람을 천재로 만든다.
머리가 좋다는 것은 뇌의 영역을 통합적으로 활용할 줄 안다는 것이다.

키읔 발성을 통해 갖추게 되는 공간에 분할에 대한 수직감은 공간지각 능력의 절반에 해당한다.

## * 티읕 발성법

혀끝을 윗니 뒤쪽 입천장에다 살짝 붙인 다음 미심에 마음을 둔다.
그런 다음 티! 하고 짧게 발성하면서 뒤통수로 갔다가 읕! 할 때 다시 미심으로 돌아온다.
티! 로 옥침을 때려주고 읕! 으로 미심을 때려주는 것이다.
읕! 할 때는 혀끝을 입천장에 다시 붙인다.

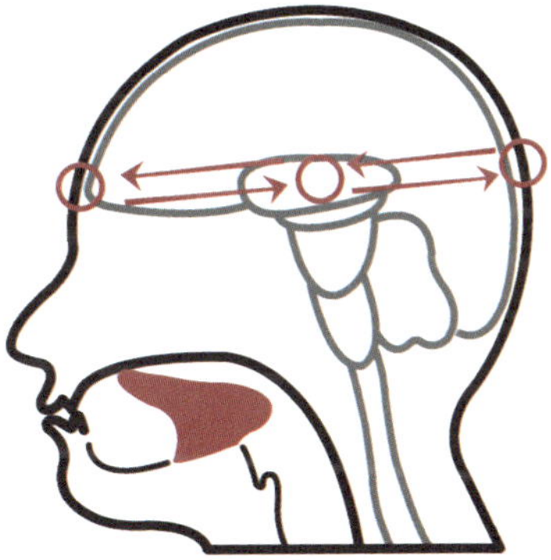

**<티읕 발성>**

그렇게 하면서 미심과 옥침 사이의 거리를 느껴본다.
티읕 발성을 하기 전에는 미심과 옥침 사이의 거리를 무한하게 느끼던 사람이 티읕 발성을 하고 나면 그 거리를 실측감으로 느낀다.
그렇게 되었으면 키읔 발성과 티읕 발성을 연속해서 한다.
켝! 하고 뒤통수를 때려준 다음에 티읕! 하고 미심 옥침 라인을 세워주는 것이다.
티읕 발성과 키읔 발성의 목적은 머릿골 속을 세 영역으로 나누어서 인식할 수 있는 공간 지각력을 갖추는 것이다.
그렇게 하는 것만으로도 세타파에 곧바로 들어간다.

## * 피읖 발성법

피읖은 편안한 발성이다.
짧고 부드럽게 피읖! 하고 발성한다.
피! 하면서 폐가 가볍게 울리는 것을 느껴본다.
읍! 할 때는 중대맥의 진동을 느껴본다.

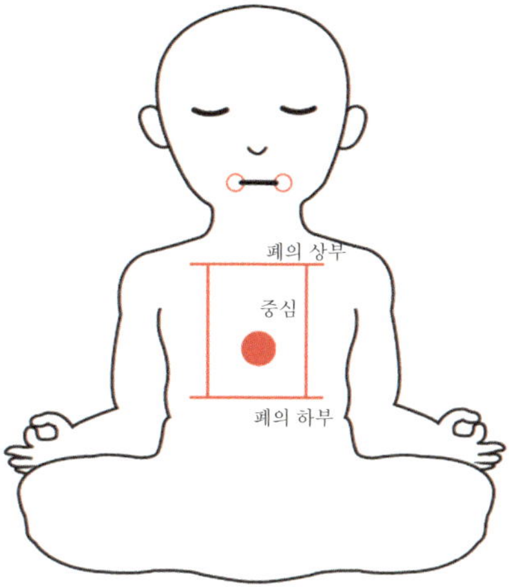


**<피읊 발성>**

피읊! 을 하면서 가슴이 편안한 것을 느껴본다.
가슴이 진정되지 않을 때는 피읍을 하는 것이 좋다.
피읊을 하면서도 입술 상태를 관찰해 본다.
왼쪽으로 벌어지는가 오른쪽으로 벌어지는가를 살펴보는 것이다.
피읊은 폐 자체의 균형을 보는 것이다.
디귿은 심장과 폐 사이의 균형을 보는 발성이라면 피읊은 오른쪽 폐와 왼쪽 폐 간의 균형을 보는 발성이다.
입술이 나중에 벌어지는 쪽이 안 좋은 것이다.
입술을 닫았다가 가볍게 떼면서 피! 하고 발성한다.
그러면서 입술의 좌우 균형을 맞춰 본다.
피읊! 하면서 폐가 반복적으로 울리는 것을 느끼다 보면 어느 때부터 흉부 전체가 비워진다.
편안함이 가슴을 가득 채우면서 가슴이 텅 빈 상태가 된다.
그렇게 되면 중심이 더 넓고 깊게 확장된다.

### * 히읗 발성법

티읕으로는 미심에서 옥침까지 수평라인을 확보했고, 키읔으로는 머릿속 공간을 수직으로 나누어서 인식했다.
그 감각을 바탕으로 시상에 세워진 무념처와 그 뒤쪽에 세워진 무심처를 칸을 나누듯이 인식한다.
그런 다음 히읗 발성으로 시상의 앞부분에서 기쁨을 인식한다.
히읗 발성은 '히~~'를 길게 발성하고 '읗!'을 짧게 한다.

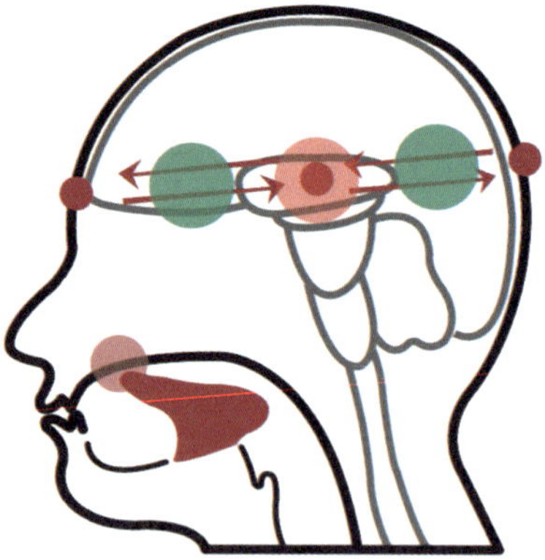

**<히읗 발성>**

히~~ 하면서 미심에서 시상 사이에서는 기쁨을 느끼고 시상 영역에서는 무념을 느낀다.
시상과 뒤통수 사이에서는 무심을 느낀다.
이 상태를 정확하게 인식할 수 있다면 히읗이 완성된 것이다.
미심과 시상 사이에서 기쁨을 느끼게 되면 무념과 무심을 즐거운 마음으로 바라보게 된다.
즉 자기 본성을 기쁘게 인식한다는 말이다.
본성을 인식할 수 있을 때 자기 생명성이 온전해진 것이라고 했다.
하지만 심식의의 유희에 길들여진 사람은 본성이 드러나도 그것을 지켜가지 못한다. 적정으로 일관됨이 심심하고 대상 없음에 외롭고 적막함이 두렵기 때문이다.
미심의 안쪽에서 밝은 성품이 자리하면 본성이 드러나도 그런 허물에 빠지지 않는다.
예수님께서 하나님이 머릿골 속에 있다고 말씀하신 것은 히읗의 상태를 말한 것이다.

키읔, 티읕, 이응, 지읒, 히읗의 상태를 갖추고 히~~~하면서 그 경로를 왔다 갔다 하다가 읗! 하면서 다시 미심에다 마음을 둔다.
히~ 발성으로 머릿속을 씻어주면서 스캔하듯이 무념, 무심, 밝은 성품의 느낌을 음미하는 것이다.
그 상태를 제대로 느낄 수 있다면 진여를 이룬 것이다.
자음 발성 체계를 이렇게 운용할 수 있으면 세타파에 들고나는 것을 임의롭게 할 수 있게 되고 그로써 최석의 긴강을 갖추게 된다.
기쁨은 그냥 생기는 것이 아니다.

스스로가 그렇게 되도록 노력해야 생긴다.
히읗 발성은 자기 안에 기쁨이 생겨나도록 하는 방법이면서 머릿골 속에서 진여를 갖추는 방법이다.

**자음 발성법의 세부적인 방법은 필자의 책 '관 한글 자음원리'에 수록되어 있다. 참조하시기 바란다.**

## (4) 암의 치료

진단이 이루어졌으면 그다음으로 해야 할 것이 치료 설계이다.
치료는 크게 세 단계로 이루어진다.
첫째 단계는 전이를 차단하는 단계이다.
둘째 단계는 크기를 줄이는 단계이다.
셋째 단계는 발생 원인을 치료하는 단계이다.

때문에 치료의 설계 또한 세 단계 관점으로 이루어져야 한다.
암을 공간· 에너지· 정보적 관점으로 바라보면 다음과 같은 관점이 대두된다.
암은 육체 안에서 독립된 공간이다.
암은 정상세포의 에너지를 탈취해서 생명성을 유지한다.
암은 정상세포와 유전정보를 공유한다.
다만 암은 부정적 유전자의 발현으로 생겨난다.
암의 진단과 치료는 생명을 구성하는 세 가지 관점에서 이루어져야 한다.

공간적 관점에서 암의 진단은 암이 형성된 또는 생겨날 수 있는 부위를 찾는 것이다.
그러기 위한 진단법이 필요하다.

공간적 관점에서 암의 치료는 전이를 차단하고 크기를 줄이는 것이다.
에너지적 관점에서 암의 진단은 초양자성과 양자성, 전자기성의 상태를 아는 것이다.
초양자성은 의식과 감정 성향으로 나타난다.
의식의 부정성은 암을 일으키는 원인이다.
이때 초양자 에너지가 음화된다.
음화된 초양자 에너지는 번뇌를 일으키는 원인이 되고 양자성과 전자기성 간의 교류를 단절시킨다.
즉 공명을 차단하고 생체 전기를 약해지게 하는 것이다.

감정에 있어서 초양자형질은 기쁨과 뿌듯함이다.
관계성에 있어서 초양자형질은 착함이다.
슬픔이나 미움, 분노 등의 거친 감성은 초양자성을 음화시킨다.
극단적인 이기성 또한 초양자성을 음화시킨다.
그렇게 되면 양자성과 전자기성에 장애가 유발된다.
초양자성의 음화는 뇌척수로 경로가 단절되는 최초의 원인이다. 음화된 초양자성을 본래대로 회복하려면 자비심을 키우고 편안함과 아무렇지 않은 마음을 갖추어야 한다.
양자성은 세포 공명 체계이다.
세포는 유선과 무선 체계를 통해 정보를 교환한다.
그중 유선 체계가 신경을 통해 가동되고 무선 체계가 공명을 통해 가동된다.
몸과 마음을 이루고 있는 대부분의 정보들은 인식과 기억, 표현의 과정에서 양자성에 의거한다.
몸은 크게 다섯 개로 나누어진 공명 영역이 있다.
암에 대한 양자성의 진단은 뇌척수로 진단과 두부체감각 진단, 신체체감각 진단으로 이루어진다.
치료는 뇌척수로 교정으로 이루어진다.

전자기성은 생체 전기의 상태로 나타난다.
전자기성이 결여되면 방대한 영역에서 몸의 불균형이 야기된다.
세포의 수명을 결정하는 것에서부터 세포 간에 정보교환에 이르기까지 몸 살림 전반에 걸쳐서 전자기성이 쓰인다.
몸은 전자기 현상이 만들어 낸 결과물이다.
전자기성의 진단은 심진, 기진, 발성 진단, 뇌척수로 진단 전체가 쓰여지고 별도의 전자기 측정 과정이 필요하다.

전자기성의 치료는 '도드리'와 공간 치료기가 쓰인다.
도드리는 치료용 건전지를 기반으로 해서 만들어진 의료기기이다. 필자의 발명품이다.
공간 치료기는 도드리와 자연을 이루는 네 가지 생명이 결합해서 만들어진 치료기이다.
땅 치료기, 물 치료기, 바람 치료기, 나무 치료기 등이 있다.
정보적 관점에 입각한 암의 진단은 인식 정보와 유전 정보, 습득 정보의 관점에서 이루어진다.
정보는 마음을 이루고 있는 원천이다.
정보적 관점에 입각한 진단에 있어서 가장 중요시되는 것이 육체 공간의 양자적 관계성과 세 가지 에너지의 상태이다.
정보는 육체라는 공간에 저장되고 에너지로써 작동되기 때문이다.
인식 정보의 상태에 대한 진단은 눈, 귀, 코, 입, 몸, 머리의 상태를 진단하는 것으로 이루어진다.
여기에 쓰이는 진단법이 심진법과 기진법, 체감각 진단법과 뇌척수로 진단법이다.
유전정보에 대한 진단은 뇌와 척수, 장부와 근골격, 네 가지 뇌척수로의 관계성(삼차신경, 피질, 자율신경, 망상체)을 진단하는 것으로 이루어진다.
여섯 가지 진단체계 전체가 쓰인다.
습득 정보에 대한 진단은 의식 성향과 감정 성향, 인식 기관과 장부와의 연관성, 세포 대사의 상태(영양 상태, 호르몬 상태 등)를 놓고 이루어진다.
정보적 관점에 입각한 암의 치료는 공간 치료와 에너지 치료 그리고 명상 치료가 병행된다.
암의 치료는 크게 세 가지 방향으로 이루어진다.
첫째가 암이 생겨나는 유전적 환경을 개선하는 것이다.
둘째가 암세포 자체를 줄기세포로 환원시키고 정상세포로 성장시키는 것이다.
셋째가 전이를 차단하고 발원처에서 억제하는 것이다.

### 1) 유전적 환경의 개선

이 과정의 치료를 위해서는 먼저 진단이 정확하게 이루어져야 한다.
몸의 다섯 영역별로 3차 신경과 자율신경, 피질과 망상체의 상태가 어떤 관계를 형성하고 있는지를 진단하고 상황에 맞는 처방이 설계되어야 한다.
경험에 비추어보면 대부분의 암이 두부체감각계 이상으로 생겨난다.
머리의 체감각을 지배하는 생체 전기가 약해지면서 체감각 균형이 깨어지고 그 결과로 몸통부와 천골부에서 암이 발생하는 것이다.

이럴 경우에는 먼저 진단을 통해 치료점을 찾고 그 부위에 생체 전기를 공급해야 한다.
몸통부와 천골부에 대해서도 마찬가지다.
치료점을 찾은 후에 생체 전기를 공급해 준다.
유전적 공명이 원활하게 이루어지고 세포 통신과 세포재생이 원활하게 이루어지기 위해서는 세포가 50mV 이상을 충전하고 있어야 한다.
필자가 개발한 치료기 닥터 도드리를 활용해서 그 조건을 만들어준다.
유전적 환경을 개선해서 유전적 형질이 정상으로 회복되기까지는 최소 3년의 시간을 필요로 한다.
도드리 치료법을 통해 암 치료를 했을 때 전이된 암이 발원처로 거두어지고 암의 크기가 50% 이상 줄어드는 것은 2개월이 걸리지 않는다.
하지만 이렇게 되었다고 해서 암이 치료된 것은 아니다.
암이 생겨난 유전적 환경이 개선되었을 때 암의 완치가 이루어진다.
그 시간(최소 3년) 동안 꾸준하게 관리를 해야 하고 완치가 될 때까지 절대로 방심해서는 안 된다.

## 2) 줄기세포로의 환원 또는 정상세포로의 성장

대부분의 암세포들은 줄기세포성과 성체세포성을 반반씩 갖고 있다.
때문에 세포 구조 자체가 매우 불안정한 상태이다.
'생명과 전기'의 저자 로버트 베이커 박사는 일찍이 임파암 세포를 특정 전자기장 안에 노출시켜서 역분화 줄기세포로 바꾸는 실험에 성공했다.
뒤에 런던대와 오스트레일리아에서도 똑같은 실험을 통해 임파암 세포가 역분화 줄기세포로 바뀌는 것을 확인했다.
대한민국에서는 2013년 동국대학교 김종명 교수팀이 쥐의 체세포를 특정 기간 동안 전자기장에 노출시켜서 역분화 줄기세포로 바꾸는 실험에 성공했다.
체세포가 역분화 줄기세포로 바뀔 정도면 암세포는 훨씬 더 빨리 줄기세포로 전환될 수 있다.
암을 중간에 놓고 닥터 도드리의 전극을 앞뒤, 또는 위아래 좌우로 배치하면 암세포가 줄기세포로 환원된다.
암세포를 정상세포로 성장시키기 위해서는 그럴 수 있는 조건을 갖춰줘야 한다.

암세포에게 전자를 공급해 주고 암세포 스스로가 긍정적 유전자를 오픈시킬 수 있는 환경을 갖춰주는 것이 그것이다.

암세포는 정상세포의 부정적 유전자가 오픈되어 생겨난 미성숙 세포이다.
때문에 유전적으로 공명할 수 있는 환경을 만들어주고 전자공급을 해 주면 긍정적 유전자가 촉발되면서 다시 정상세포로 변화된다.
닥터 도드리는 암세포와 시냅스를 하면서 전자를 공급해 줄 수 있는 기능을 갖고 있다.
때문에 암세포들이 공격성을 느끼지 않고 전자를 흡수할 수 있게 된다.
충분히 전자를 섭취한 암세포는 안정된 상태로 세포 구조를 유지한다. 그러면서 점차로 긍정적 유전자가 깨어나게 된다.

### 3) 전이의 차단과 억제

암의 네 가지 전이 양태에 대해서는 닥터 도드리를 통해 효율적으로 다스릴 수 있다.
도드리 요법은 그 자체만으로도 암을 치료하지만 기존의 다른 치료법들과도 병행이 가능하다.
다만 방사선치료와의 병행은 권장하지 않는다.
항암요법과의 병행은 효과가 좋다. 최근에는 동위원소 치료법과 병행해 보았는데 이 또한 효과가 좋았다.
도드리 요법을 통한 암 치료율은 85% 수준이다.

## (5) 본제의학 원리 적용 암 치료 사례

### 1) 전립선암 - 임파 전이, 척추, 고관절, 갈비뼈, 어깨뼈 전이 치료 사례

2017년 4월 아는 지인의 소개로 상담 요청이 들어왔다.
당신의 조카사위가 암 진단을 받았는데, 상담을 해보고 싶다는 것이다.
환자를 만나보니 상당히 심각한 상태였다.
병원 치료가 불가능할 정도로 온몸에 암이 퍼져 있었다.
아래 사진은 당시 환자의 펫시티 사진이다.

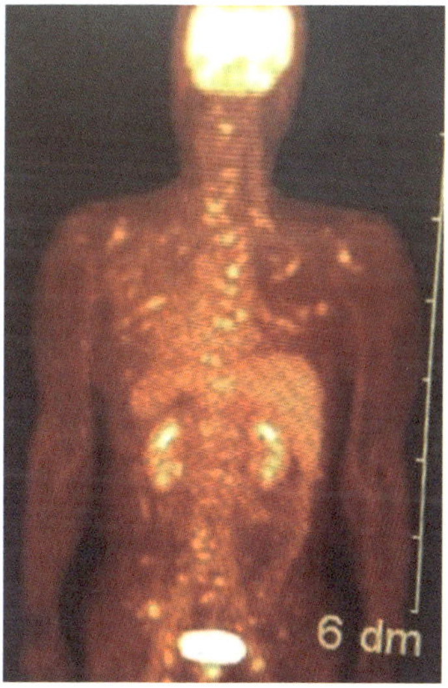


사진의 노란색 점들이 모두 암이다.

심진과 기진, 체감각 진단, 뇌척수로 약식 검사를 통해 암의 발원처와 진행경로를 진단해 본 결과 다음과 같은 결론이 나왔다

### ※ 신체체감각 진단, 기진, 심진 결과

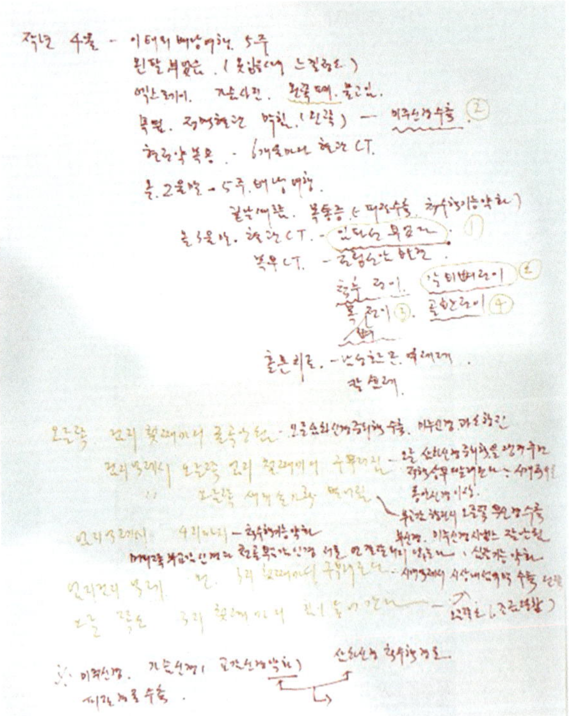

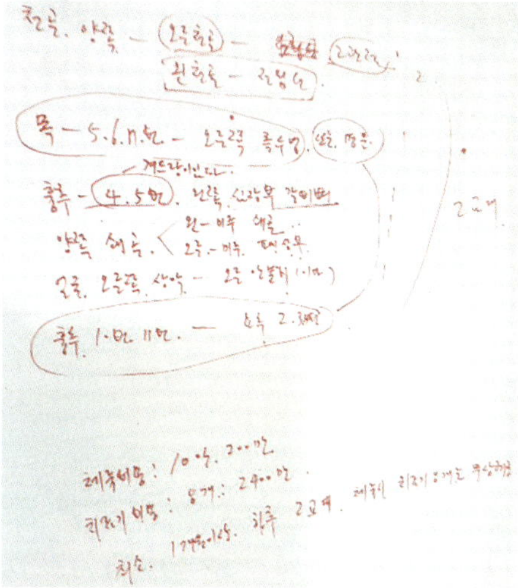

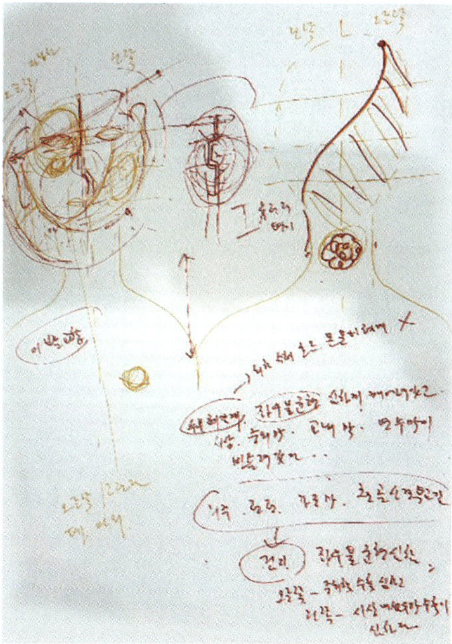

오른쪽 눈, 오른쪽 상악신경 경직으로 전립선에 이상이 생겼다.
- 전립선 치료점.
**- 암의 발병 원인.**

이빨 교합 안 맞는다.
- 오른쪽 턱관절 아래쪽으로 처져있고 전정 균형 심하게 훼손되어 있다. 오른쪽 어금니 교합 안 맞는다. 췌장선 호르몬 분비 이상. 두부체감각계 훼손. 뇌하수체 호르몬 분비 체계 비정상.
얼굴 중심선이 코 중간부위에서부터 크게 틀어져 있다. 코 선은 오른쪽으로 기울어져 있고 코 밑 인중 부위는 왼쪽으로 기울어 있다.
입술 부위는 오른쪽으로 기울어져 있다.
오른쪽 눈은 어둡고 왼쪽 상악부 절반이 경직되어 있다.
**- 두부체감각계 뇌하수체 호르몬 분비 기능 치료점.**

오른쪽 고관절 틀어져 있다.
- 고관절 전이. 폐, 다리 안 좋다.
망상체 교뇌부 유전적 변이
두부체감계에서는 뇌하수체 호르몬 분비 체계 이상.
좌우 불균형 심하게 깨져 있다.

시상. 중뇌막. 교내막. 연수막이 비틀려 있다.
- 얼굴부 불균형의 원인이다. 머리부 세 영역이 전체적으로 훼손되어 있다.
**- 암의 발원처이다.**

뒤통수 시각피질 오른쪽으로 과도하게 위축되어 있다.
- 치료점.
목 경추 3.4.5.6번에 암이 전이되어 있다.
- 치료점

미주신경 과도 항진
- 교감 기능 저하 시킨다. 오른 동안신경 수축이 원인이다.
- **암의 발병 원인 중 하나이다.**

전정 불균형
- 좌우 불균형이 심하다.
- **암의 발병 원인.**

오른 가로막신경 수축
- 오른 부신수질 수축. 아드레날린 분비 저하. 체온 떨어지는 원인이 되고 세포 대사에 이상이 생기면서 암세포가 생겨난다.
- **암의 발병 원인.**

천골신경 부교감 과도 항진
- 전립선 성선신경총 안 좋아진 원인.

검지. 좌우 불균형 심함.
- 오른쪽 왼쪽 균형이 전반적으로 깨어져 있다.

오른쪽 - 중뇌핵 수축
- 중뇌 수도관이 좁아진 원인. 뇌척수액의 흐름이 정체되면

서 생체전기 생성 기능이 떨어지는 원인이다.
- 암이 생겨난 또 하나의 원인이다.

왼쪽 시상 내섬유막 수축이 심하다.
- 부교감 항진 시에 피질 경로 수축이 과도하게 일어난다.

* 발병 과정과 치료 경력 - 환자 증언

작년 4월 - 이태리 배낭여행 5주
왼팔 부었음. (옷 입을 때 느낄 정도)
엑스레이 가슴 사진. 왼쪽 폐 물 고임.
목 옆 정맥혈관 막힘 (왼쪽)
혈전 약 복용 - 6개월마다 혈관 CT
올 2월 말 - 5주 배낭여행 끝날 때쯤 목 통증
올 3월 말. 혈관 CT - 임파선 부었다.
복부 CT - 전립선암 발견
척추 전이. 갈비뼈 전이.
목뼈 전이. 골반 전이.
호르몬 치료 - 남성 호르몬 억제제. 칼슘제.

※ 뇌척수로 약식 진단 결과

오른쪽 검지 첫째 마디 굴곡 안됨
- 오른 삼차신경 중뇌핵 수축. 미주신경 과도 항진

오른쪽 검지 억제 시 오른쪽 엄지 첫째 마디 구부러짐
- 오른쪽 삼차신경 중뇌핵을 당겨주면 적핵 상부 딸려온다.
- 시개척수로 동안신경 이상

오른쪽 검지 억제 시 오른쪽 새끼손가락 벌어짐
- 부교감 항진 시 오른쪽 부신경 수축. 부신경, 미주신경 시냅스 잘 안됨.

엄지 억제 시 4지까지
- 척수핵 기능 약화. 머리 쪽 부교감신경과 천골 부교감 신경 서로 연결 잘되지 않는다. 심장 기능 약화

엄지 검지 억제 시 왼 3지 첫째 마디 구부러진다.
- 시개 억제 시 왼쪽 시상 내섬유막 수축.

엄지 검지 억제 시 오른 3지 첫째 마디 힘이 들어간다.
- 오른쪽 시상 내섬유막도 수축. 좀 덜하다.
오른쪽 중뇌핵 수축 심하고
왼쪽 시상내섬유막 수축이 심하다.

**미주신경, 가슴신경 (교감신경 약화) 삼차신경 척수핵 경로 피질경로 수축.**

*** 도드리 부착점**

천골 양쪽 - 오른 천골 - 고관절

왼 천골 - 전립선

목 - 5, 6, 7 번 - 오른쪽 측두엽 또는 명문
중추 - 4, 5번. 겨드랑이 임파. 왼쪽 심장부 갈비뼈.
양쪽 쇄골 - 왼쪽 - 미주 쇄골
오른쪽 - 미주, 폐 상부.
얼굴. 오른쪽. 상악. - 오른쪽 안분지 (이마)
흉추 10번 11번. - 요추 2, 3번.

오른쪽 전립선
이빨 교합
오른쪽 고관절
폐, 다리

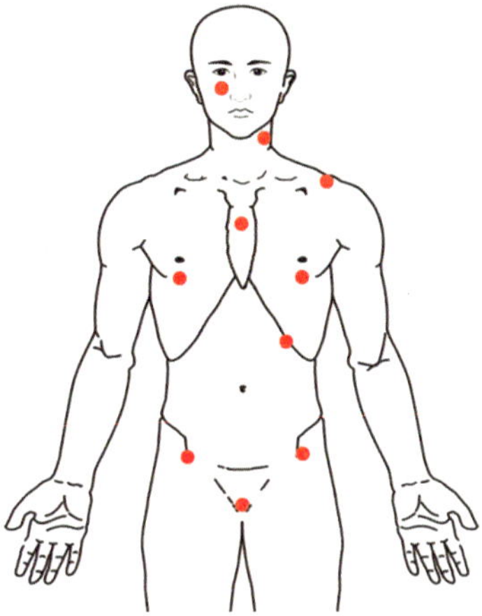

**<도드리 치료점 (앞)>**

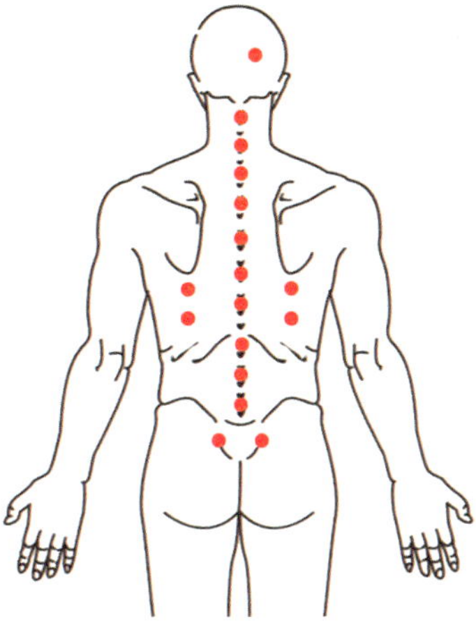

**<도드리 치료점 (뒤)>**

진단 결과에서 살펴보았듯이 이분 같은 경우는 발병 원인이 여섯 가지였다. 그 상태에서 생체 전기가 극도로 약해지면서 암이 생겨났고, 전해질이 고갈되면서 다발적 전이가 일어났다.
그 상태로 방치하면 3일도 못 넘기고 하체마비가 진행될 상황이었다.
앉은 자리에서 도드리 8개를 붙이고 상태를 지켜보았다. 그야말로 마른 솜에 물 스며들 듯 환자의 몸속으로 생체 전기가 흘러 들어갔다.

이 환자는 중뇌핵이 경직되면서 중뇌 수도관이 좁아지고, 3뇌실과 4뇌실 간의 뇌척수액 흐름이 정체되면서 생체 전기가 약해졌다.

생체 전기가 약해지면 세포 간 유전정보의 공유가 원활하게 이루어지지 않는다. 이런 상황이 6개월 이상 지속되면 그 과정에서 암세포가 생겨난다.
암세포는 줄기세포가 생체 세포로 변환되는 과정에서 생겨난다.
줄기세포가 생체 세포로 전환되면서 세포 간 유전 공명이 차단되면 줄기세포성과 생체세포성을 반반 갖고 있는 암세포가 생겨난다.
세포 간 유전 공명이 차단되는 것은 생체 전기가 부족하기 때문이다.
15mV 이하로 생체 전기가 떨어지면 암세포가 생겨난다.
이 환자의 경우도 생체 전기가 약해진 상태에서 과도한 운동으로 전해질이 급격하게 소모되면서 암이 전이된 것이다.
2시간 정도 몸이 충전되기를 기다렸다가 뇌척수로 운동법을 가르쳐주고 영양센터로 내려갈 것을 권해 드렸다.
3일 뒤에 영양센터에서 환자를 다시 만났다.
3일 전에 비해서는 병세가 많이 호전되어 있었다.
도드리를 7개 더 붙여 주고 6시간에 한 번씩 교대해 주도록 했다.
영양센터에 내려와서는 운동치료와 명상치료를 병행했다.
뇌척수로 운동 3시간, 발성 명상 2시간, 하루 5시간씩 그야말로 사력을 다해서 치료에 임했다.
이 환자에게는 도드리가 26대가 쓰였다.

그렇게 2달을 치료했다.
2달 뒤 다시 펫시티를 찍었다.
놀라운 결과가 나타났다.

아래 사진은 그때 찍은 펫시티 사진이다.

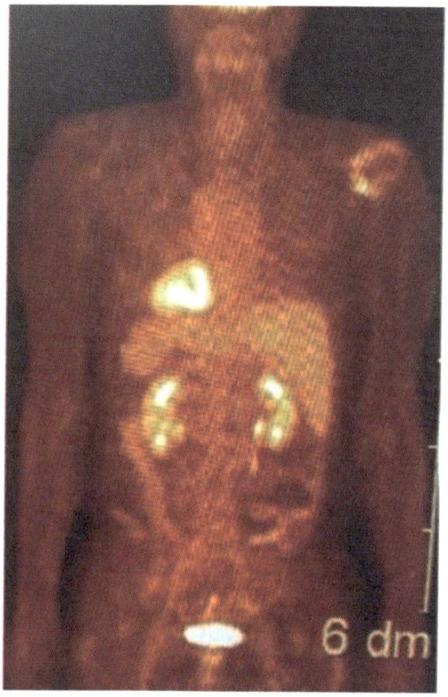


이 환자는 본제 요법으로 치료하면서 호르몬 치료를 병행했다. 2021년 9월 8일 현재 4년이 지난 뒤에도 아주 건강하게 생활하고 있다.

### 2) 십이지장 암 - 복막 전이 치료 사례

70대 중반의 노인이다.
단기기억 상실증에다가 중풍, 치매가 있던 환자인데 3년 전부터 도드리 치료를 하고 있었다.
중풍이 오른쪽 측두엽 피질 경색으로 진행되었고, 치매는 왼쪽 피질이 막히면서 진행된 케이스였다.
1년간 치료를 통해 증상은 많이 호전되었다. 혼자서 아파트 비밀번호를 누르고 내왕을 할 수 있었고 손발 저림이 사라질 만큼 중풍도 치료가 되었다.
그러던 어느 날 극심한 복통 때문에 내시경 검사를 해보니 십이지장 암이 발견되었다.
복강 쪽 암은 병원 진단으로 발견되지 않았다.
복강암은 필자의 진단으로 발견한 것이다.
병원에서는 복강 쪽 암에 대한 치료 방향을 의논하지 않았다.
주치의 의견으로는 수술을 해도 예후가 좋지 않을 수 있다 했다.
두 달 동안 도드리 치료를 해보기로 하고, 치료 설계에 들어갔다.
이 분 같은 경우는 평생 동안 십이지장 궤양을 앓았다 한다.
당시 환자는 십이지장이 막혀서 식사를 전혀 하지 못하는 상태였다.
병원에 한 달 동안 입원한 상태에서 도드리 치료를 하게 되었다.

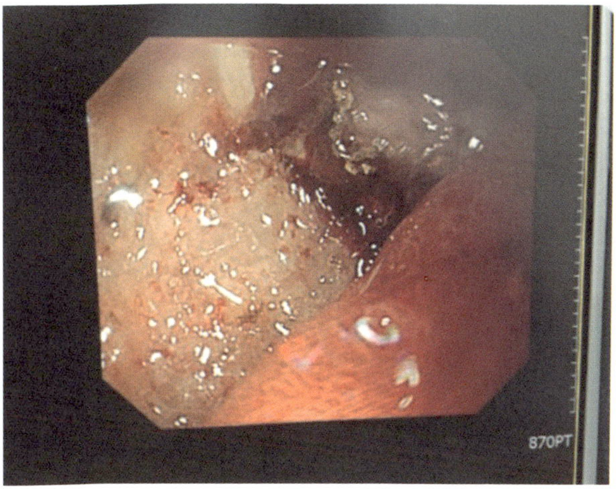

<당시 환자의 내시경 사진>

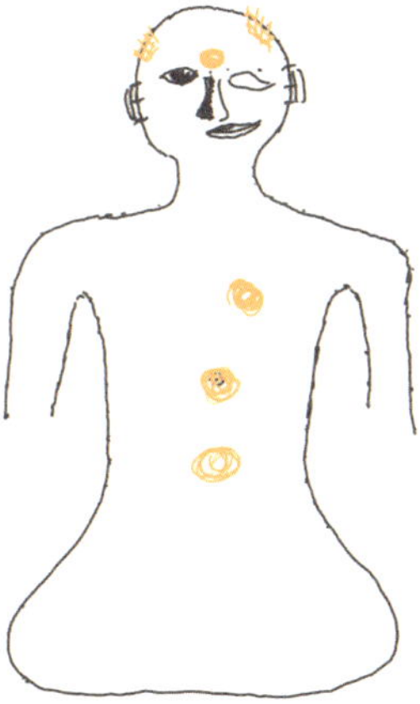

<체감각 진단도 (앞)>

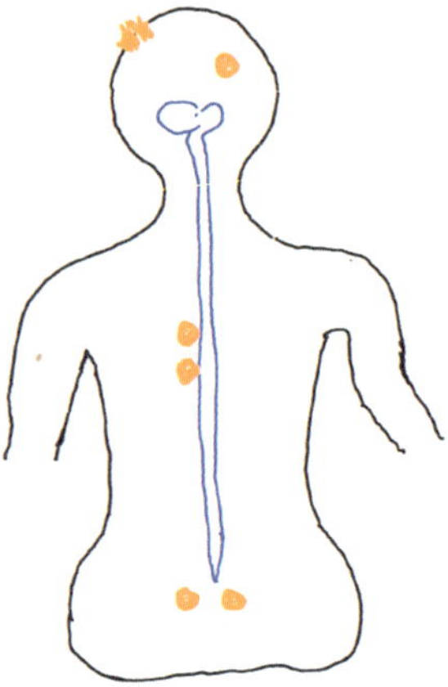

<체감각 진단도 (뒤)>

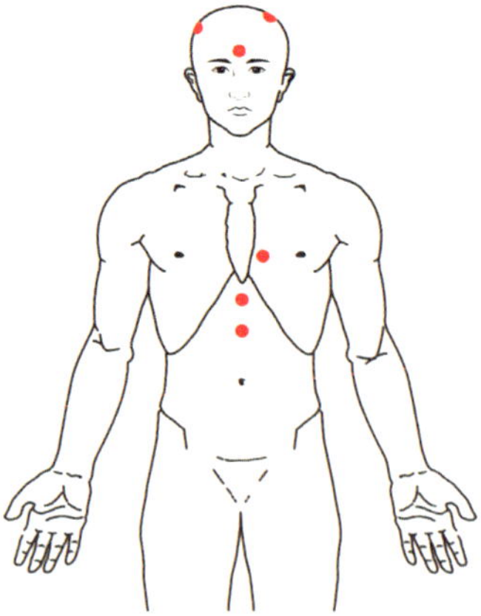

〈도드리 부착점 (앞)〉

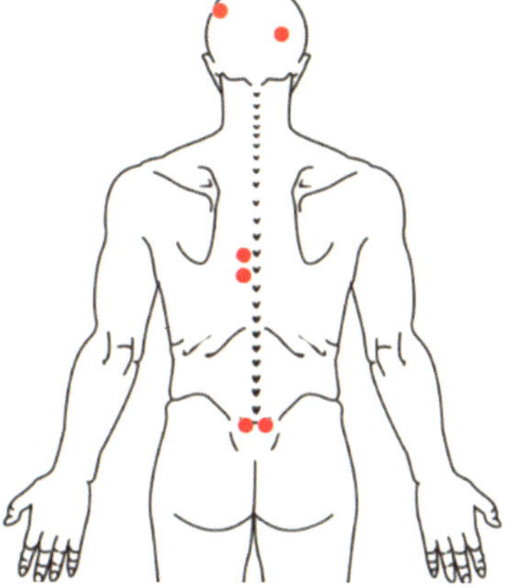

<도드리 부착점 (뒤)>

퇴원 후 한 달 동안 자가 치료를 하고 난 뒤 두 달 만에 다시 내시경 검사를 했다.

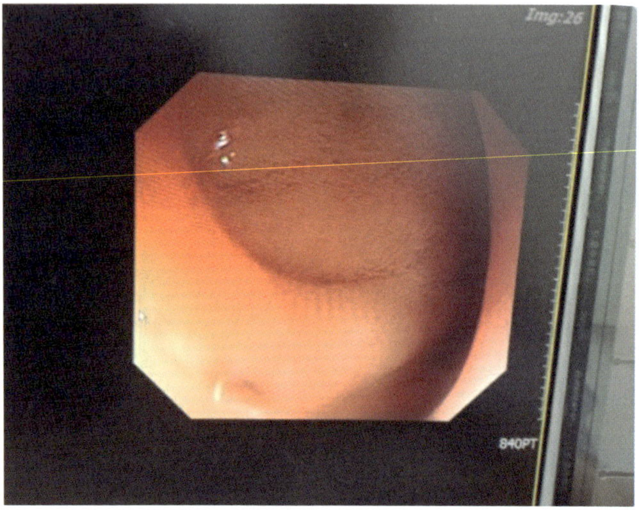


**<치료 후 내시경 사진>**

사진과 같은 결과가 나왔다.
당시 병원 관계자들이 내시경 사진을 보기 위해 구경을 왔다 한다.
십이지장 암은 두 달 만에 치료되었지만, 복강에 전이된 암은 아직도 치료된 것이 아니었다.
3년 동안 치료할 것을 권장했더니, 부인과 함께 영양센터로 내려오셨다.
치료 석 달째 되는 날 복강에 있던 암도 아랫배 쪽으로 떨어져 내렸다.
크기는 약 10cm 정도 툭 불거진 덩어리가 왼쪽 방광으로 매달린 상태였고, 환자는 통증을 호소했다.

도드리 삼극 침대를 설치해서 그 안에서 생활하도록 하고 해령천다와 찜질요법을 병행했다.
3일간 치료 후에 10cm 정도 되던 암덩어리가 5cm 이하로 줄어들었고, 두 달 후에는 덩어리 자체가 없어졌다.
1년 동안 치료를 하면서 한 달 간격으로 덩어리가 세 번 정도 나타나더니 1년이 지난 지금은 덩어리도 없어진 상태다.
위의 그림은 당시 환자의 체감각 진단도이다.

**※ 체감각 진단, 심진, 기진 결과**

오른쪽 측두엽이 훼손되어 있다.
- 단기 기억상실증. 중풍의 원인

왼쪽 측두엽도 훼손되어 있다.
- 치매의 원인.

비공에 염증이 있다.
- 방광이 안 좋아지면서 비염이 생겼고 만성화되면서 폐와 비장이 안 좋아졌다. 뇌하수체가 경직되는 원인이 되었고 췌장선 호르몬 분비가 비정상적으로 이루어지는 원인이 되었다. 췌장액과 담즙분비가 저하되면서 십이지장 궤양이 생기는 원인이 되었다.
- **암의 발원처이다.**

오른쪽 시각 경로 어둡다.

- 동안신경 수축되어 있고 부교감 항진이 과도하게 이루어진다.
- **심장이 안 좋아진 원인이고 천골부가 냉해지면서 골다공증이 생겨나게 된 원인이다. 중풍의 원인이다.**

오른쪽 코가 막혀 있다.
- 오른쪽 교감신경기능이 저하된 원인이다.

턱관절 오른쪽이 처져 있다.
- 전정 균형 깨져 있고 오른 어금니 교합이 틀어지도록 한 원인이다.
- **두부체감각계가 훼손되는 원인이 되었고 뇌하수체 호르몬 분비 기능이 저하되는 원인이 되었다. 비염과 함께 암이 생겨난 원인이다.**

입술 균형 왼쪽으로 심하게 기울어 있다.
- 왼쪽 안면신경 수축되어 있다.
- **중풍의 원인이다.**

심장 안 좋다.
- 부교감이 과도하게 항진되어 있기 때문이다.

십이지장, 소장 안 좋다.
- 위산은 과다 분비되고 췌장액과 담즙은 적게 분비됨으로써 생긴 증상이다.
- **암의 원인이다.**

오른쪽 시각피질 훼손.

- 오른쪽 동안신경 수축과 연계되어 있다.

오른쪽 소뇌 위축되어 있다.
- 오른쪽 시각피질 훼손되면서 피질 경로 수축으로 소뇌가 위축되었다.
- **전정 불균형의 원인이고 단기기억상실증의 원인이다.**

흉추 5,6번 부위 왼쪽으로 틀어져 있고
- 위장, 십이지장, 소장 자율신경 균형이 깨어진 원인
- **치료점이면서 발원처.**

천골 골다공증 증상이 있다.
- 중풍이 시작된 원인. 천골부 부교감이 과도하게 항진되면서 생긴 증상. 방광이 안 좋아지고 전립선 기능이 저하되는 원인이다.

### 3) 간암, 뇌암 치료 사례

지인으로부터 연락이 왔다.
남편이 간암으로 진단을 받았는데, 상담을 해달라는 부탁이다.
남편도 평소 알고 지냈던 터라 흔쾌히 수락하고 일정을 잡았다.
환자는 간경화를 앓고 있었다.
그러다가 간암으로 발전한 것이다.
크기는 1.2cm 정도였다.
심진, 기진을 한 다음에 체감각 진단을 하고, 뇌척수로 약식

검사를 했다.
진단 결과 오른쪽 눈 뒤쪽으로 뇌종양이 생긴 것을 발견했다.
그래서 있는 그대로 설명을 해 주었다.
"간암은 간경화로 생긴 것이지만 오른쪽 눈 뒤로도 암이 생겨났다.
간암은 나중에 생긴 것이고, 오른쪽 눈 뒤에 생긴 암이 오히려 발원처다."
덤덤하게 설명을 듣던 환자가 치료가 가능한지 물었다.
가능하다 말해 주었다.
병원 주치의는 수술을 권고하는 상태였다.
병원에서는 아직 머리 쪽 앞에 대해서는 진단 결과가 없는 상태였다.
환자와 부인은 수술을 안 하고 싶어 했다.
상의 끝에 석 달 정도 도드리 치료를 해보고 차도가 없으면 수술하기로 했다.
주치의와 상의한 결과 "석 달은 시간을 못 준다. 한 달 정도는 시간을 줄 수 있다."라는 답변을 받았다.
한 달 동안 도드리 4개를 가지고 치료에 임했다.
운동치료는 뇌척수로 운동 중 적핵, 피질 운동을 했고, 오른쪽 눈 안쪽의 암은 도드리 한 대와 전도성 안대를 활용해서 치료했다.

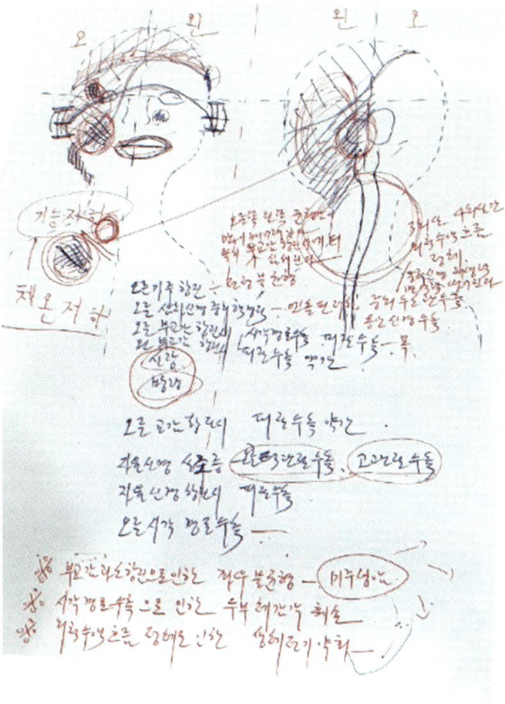


*** 진단 결과**

교감신경 항진력 떨어져 있다.
체온 저하
 - 면역력 떨어져 있다.

오른쪽 왼쪽 균형감이 많이 깨져 있다.
특히 부교감 항진 시에 더 심해진다.

- 전정 불균형

3뇌실, 4뇌실, 간, 뇌척수액 흐름 정체.
중추신경 재생력 면역력 떨어진다.
중뇌 수도관 수축
동안신경 수축

오른 미주 항진.
오른 삼차신경 중뇌핵 경직 - 엔도르핀 분비 저하
오른 부교감 항진 시 시각 경로 수축. 피질 수축.
- 목.
왼 부교감 항진 시 피질 수축 약간.
신장. 방광.

오른 교감 항진 시 피질 수축 약간.
자율신경 실조증 - 오른쪽 관절 수축, 고관절 수축.
자율신경 항진 시 피질 수축.
오른 시각 경로 수축.
※ 부교감 과도 항진으로 인한 좌우 불균형
- **미주성 암 발병 원인.**

※ 시각 경로 수축으로 인한 두부체감각 훼손
- **암 발병 원인.**

※ 뇌척수액 흐름 정체로 인한 생체 전기 약화
- **암 발병 원인.**

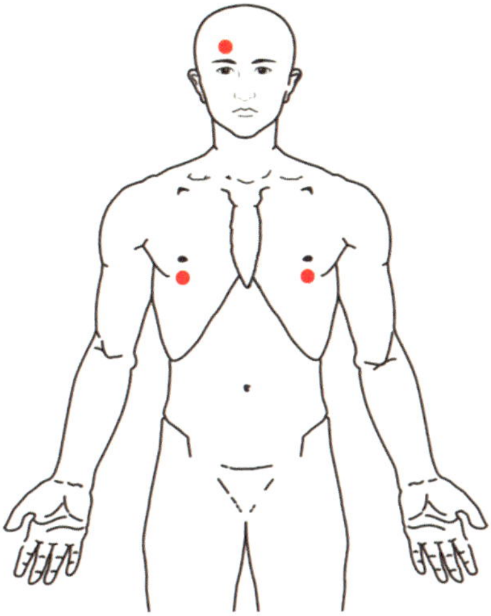

<도드리 치료점 (앞)>

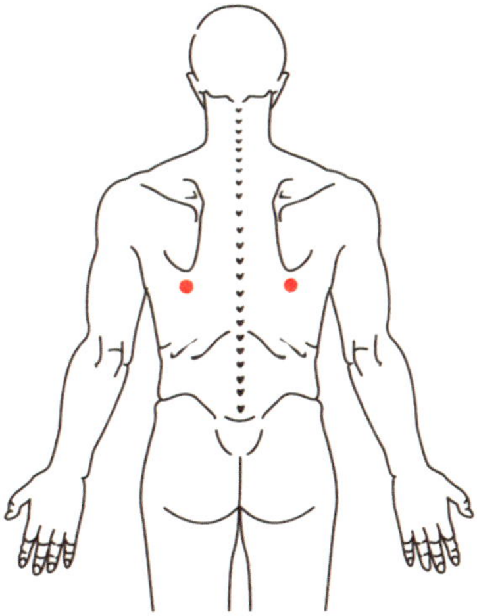

<도드리 치료점 (뒤)>

한 달 후 다시 검사를 했다.
머리 쪽 암은 없어졌고, 간 쪽의 암은 변화가 없었다.
주치의에게 어떻게 했으면 좋으냐고 상의했더니 환자의 선택에 맡기겠다고 했다. 결국 수술을 안 하고 하던 방법 그대로 치료하기로 했다.
현재 5개월째 치료 중이다.
이 분 같은 경우 주치의가 한 달의 여유를 준 데에도 사연이 있었다.
이 분이 필자에게 상담받을 즈음에는 머리 쪽 MRI를 찍어놓고 아직 결과가 나오지 않은 상태였다. 그 시점에서 체감각 진단을 받았는데, 그 결과도를 그림으로 그려주면서 오른쪽 눈 뒤쪽에 암이 있다고 알려주었다.
그 후 병원에 가서 MRI 사진을 확인해 보니 진짜로 오른쪽 눈 뒤에 암이 생겨 있었다.
병원에서는 담당 의사들끼리 의견이 분분했다는 전언이다.
간에 암이 생겨 머리로 전이된 상태인데, 그렇다면 1.2cm 정도 되는 초기암이 어떻게 뇌로 전이돼서 그보다 더 큰 암덩어리를 형성할 수 있느냐가 논의의 관점이었다 한다.
결국 간암에서 뇌전이로 환자에게 설명을 했던 것인데, 환자가 필자가 그려준 그림을 내밀면서 오히려 뇌의 암이 간암의 발원처라 하더라 하니 주치의도 나름 공감이 되었던 모양이었다.
MRI를 본 것도 아닌데, 정확하게 암이 생긴 부위를 표시해준 그림을 보고 한 달이라도 여유를 준 것이다.
한 달 뇌쪽의 암이 사라진 것을 본 다음에는 "그래도 병원 입장에서는 수술을 권유할 수밖에 없지만 치료 방향에 대해서는 환자의 의견을 따르겠다"라고 말하더라는 것이다.
이 환자는 2021년 1월에 다시 검사받을 예정이었다.
2021년 5월 간암도 양성으로 바뀌었고 간경화도 함께 치료되었다.

**4) 자궁내막암 - 임파 전이, 방광 전이 사례**

2017년 겨울 아는 지인으로부터 연락이 왔다.
위급한 환자가 있는데 한번 만나 달라는 것이다.
당시 그 환자는 병원에 입원해서 항암치료를 받고 있었다.
병원에 찾아가서 만나보니 이미 눈빛에 힘이 없었다.
증상은 자궁내막암 7.5cm 정도 크기이고 임파와 방광에 전이가 되어 있었다.
2차 항암을 하고 있지만 오히려 더 나빠지고 있는 상태였다.
염증수치가 4000을 넘어가고 면역력도 최하 수준이었다.
진단을 해보니 왼쪽 광대뼈가 암의 발원처였다.
미주신경이 과도하게 항진되면서 천골부 자율신경 균형을 깨트렸고, 교감신경기능이 저하되면서 천골에 냉증이 형성되었다.
천골냉증은 성선신경총 전체에 신경전도를 떨어트렸고 그러면서 뇌하수체 호르몬 분비에 이상이 생겼다.
삼차신경중뇌핵 경직 - 엔돌핀 분비저하. 세르토닌 분비저하.
왼쪽 삼차신경 안분지 수축. 왼쪽 삼차신경 상악분지 경직.
삼차신경 척수핵분지 기능저하 - 머리부 부교감체계와 천골부 부교감체계간에 신경전달체계가 원활하게 이루어지지 않는다.
암의 원인은 삼차신경 중뇌핵, 삼차신경 상악분지, 삼차신경 안분지, 삼차신경척수핵경로의 기능적 약화와 부교감 과도 항진 때문이었다.
진단 결과를 듣더니 반신반의했다.
그러면서 본제의학 프로그램에는 관심이 없다고 했다.
그로부터 한 달 후 환자로부터 연락이 왔다.
프로그램에 참여하고 싶다는 것이다.
결정하게 된 이유를 물었더니 2차 항암 후에 상태가 더 안 좋아졌다는 것이다.
그 환자의 경우는 센터에 와서 프로그램에 참여할 수 있는 여건이 안 되었다.
치료받는 병원이 멀리 떨어져 있고 무엇보다도 암의 진행속도가 워낙 빨라서 주기적으로 진단을 받아야 했기 때문이다.
도드리 3대를 치료점에 부착하고 프로그램에 들어갔다.
치료점은 왼쪽 광대뼈와 왼쪽 시각피질, 경추 1번과 오른쪽 천골신경, 왼쪽 천골신경과 자궁 환부이다.
그 상태에서 피질 운동과 하지적핵 운동을 동시에 시켰다.
3주 후에 정기 검사를 받았다.
놀라운 결과가 나왔다.
4000까지 올라갔던 염증수치가 120으로 떨어졌고 7.5cm였던 암이 3cm로 줄어든 것이다. 발병한 이후로 한 번도 좋아진 적이 없던 암이 절반 이하로 줄어들었다.
기쁜 마음을 전한다며 환자로부터 연락이 왔다.
담당 주치의도 너무너무 좋아한다는 것이다.
3일 뒤에 센터에 입소해서 프로그램에 참여했다.
암이 커졌을 때는 걷지도 못했다 한다.
'지금은 이렇게 걸을 수 있으니 너무 행복해요.
반드시 완쾌되어서 은혜를 갚을께요.'

자신감이 생기니 열심히 운동을 했다.
3개월 뒤 건강해진 모습으로 퇴소를 했다.
그 사이 암은 더 줄어들고 모든 수치가 정상으로 회복되었다.
하지만 완치된 것이 아니기 때문에 철저한 사후관리가 필요했다.
집에 돌아가서도 반드시 운동 명상을 해야 한다고 신신당부를 하면서 보냈지만 왠지 뒤에 남은 여운이 썩 좋지 않았다.
며칠 뒤, 환자로부터 연락이 왔다.
일거리가 들어왔는데 그 일을 해야 될지 고민이 된다면서 상의를 했다.
되도록이면 일하지 말고 좀 더 치료에 전념하라고 했다.
하지만 본인은 그 일을 하고 싶어 했다.
환자는 사진작가였다.
중견작가로서 명망을 얻고 있는 작가였는데 이번에 들어온 일도 사진 자료를 만드는 일이라 했다.
환자가 일을 시작하고부터는 거의 연락이 없었다.

근 1년이 지난 어느 날 환자에게서 연락이 왔다.
다시 상태가 안 좋아졌다는 것이다.
병원에서는 다시 항암을 하자고 한단다.
만나서 상태를 보니 몰골이 말이 아니었다.
온몸에서 진기가 빠져나간 그야말로 초췌한 상태였다.
항암에 들어가기 전에 센터로 들어와서 프로그램에 참여했다.
그때도 다급한 상황이라 치료기를 8대로 보강하고 환부 치료도 은패치를 삽입형으로 만들어서 사용했다.
왼쪽 천골에 패치를 붙이고 자궁 환부에 은패치를 삽입한 상태로 치료를 해보니 은패치를 교체할 때 마다 조직덩어리들이

뜯겨져 나왔다.
은패치를 빼낼려고 하면 자궁안에 꽉 물려 있어서 잘 빠지지가 않는다는 것이다.
그 상태에서 힘을 주고 패치를 빼내면 내막 조직이 뜯어져 나오는데 어떤 때는 덩어리도 나오고 어떤 때는 하혈만 했다.
하혈을 자꾸 하니 환자가 불편해했다.
한편으로는 불안하기도 하니 필자에게 하소연을 했다.
'그것은 암이 은패치 쪽으로 촉수를 뻗어오면서 생기는 증상입니다. 암이 패치 쪽으로 촉수를 뻗으면 다른 부위로 전이되는 것이 차단됩니다.
지금은 전이를 차단해야 하기 때문에 힘드시더라도 참고 견뎌야 합니다.'
한달 정도 치료한 뒤에 병원으로 보냈다.
그동안 진행 경과도 체크하고 헤모글로빈 상태를 검사하기 위해서다.
며칠 뒤에 연락이 왔다.
암의 크기도 현저하게 줄어들었고 임파와 방광으로 전이되어 있던 암이 깨끗하게 없어졌다는 것이다.
다행이라고 위로를 해주면서 앞으로는 절대로 무리하면 안 된다고 신신당부를 했다.
주치의는 이 기회에 항암을 한번 더 해서 암을 완전하게 없애버리자고 한단다.
환자의 생각을 물었더니 본인도 그러고 싶다 했다.
'항암을 하든 안 하든 결과는 큰 차이가 없습니다.
지금처럼 치료하면 환부의 암은 다스려집니다.
하지만 그것이 치료의 끝이 아닙니다.

암이 없어져도 최소한 3년 이상 사후 관리를 해야 합니다.
그래야 발원처의 원인이 사라집니다.
삼차신경 기능저하와 자율신경 불균형이 암의 발병 원인입니다.
그 원인이 해소되지 않으면 언제든지 암이 재발됩니다.
신경의 교정은 짧은 시간에 이루어지지 않습니다.
뇌척수로교정 운동을 3년 정도는 해야 신경이 교정됩니다.
그러니 이 말을 명심하고 절대로 운동을 게을리하지 마십시오.'

항암을 하면서 프로그램을 병행했다.
그 후로 1년 뒤에 병원에서 완치 판정을 받았다고 연락이 왔다. 이제는 병원치료도 마무리를 했다 한다.
그 말을 들으니 염려가 되었다. 그래서 현재의 상태는 암이 완치된 것이 아니니 절대로 방심하면 안 된다고 말해 주었다.
운동 명상과 도드리 치료를 앞으로 2년 정도는 더 해야 한다고 했더니 이제는 더 이상 치료에 매달려서 살고 싶지 않다고 했다.
며칠 뒤에 빌려주었던 치료기를 센터로 보내왔다.
그 뒤로는 필자와 환자 간에 직접적인 통화를 하지 않았다.
환자는 이미 데드 싸인에 걸려 있었다.
이 분을 치료하면서 닥터도드리의 전이차단 기능을 명확하게 들여다볼 수 있었다.
그동안 필자가 생각하고 있었던 효과를 실질적인 사례로 확인한 것이다.

### 5) 유방암 사례

4년 전 어느 날 평소 알고 지내던 지인이 상담 요청을 해왔다. 어머니와 함께 센터를 방문했는데 표정이 상당하게 경직되어 있었다.
자초지종을 들어보니 유방암 확진을 받았다 한다.
아직 결혼 전이라 수술을 하지 않고 치료하고 싶은데 방법을 알려 달라는 것이다.
진단을 해보니 단발성 암이었다.
도드리 3대로 치료를 시작했다.
치료기 부착점은 오른쪽 유방 환부와 오른쪽 등 날개뼈 안쪽 자리, 이 자리에 치료기 두 대를 교대로 붙이도록 하고 천골과 회음 쪽에 치료기 한 대를 부착했다.
운동 명상은 피질 운동, 다섯 손가락을 천천히 움직이면서 구부렸다 폈다를 반복하는 운동이다.
이 운동의 효과는 대단하다.
몇 년 전에는 이 운동만으로 유방암을 치료한 환자가 있었다.
이 환자는 필자가 직접 지도한 환자는 아니었다.
회원 병원의 의사가 치료했던 사례를 발표한 것을 들은 것이다.
오른쪽 유방에 8cm 정도 되는 암이 생긴 환자가 병원에 내원을 했다 한다.
15일 뒤에 수술 날짜를 받아 놓았는데 날짜가 가는 것을 무턱대고 기다리기만 하는 것이 너무 답답해서 병원을 찾았다는 것이다.
어떤 방법이라도 좋으니 그동안 할 수 있는 것을 알려달라 하기에 피운동을 가르쳐 주었단다. 그로부터 일주일이 지난 뒤 환자가 다시 병원을 방문했는데 놀랍게도 암이 만져지지 않을 만큼 줄어들어 있었다.
의사도 신기해서 '운동을 얼마나 하셨어요?'라고 물으니
'하루에 다섯 시간 이상을 했어요. 이 운동이 너무 신기해요. 하다 보면 암이 녹아내리는 것처럼 느껴져요.' 하더란다.
일주일 뒤에 다시 내원을 했는데 그때는 암이 있었는지조차 모를 정도로 좋아져 있었다. 이튿날 수술을 하기 전에 검사를 해보니 암이 쌀알만큼 작아져 있는데 어찌해야 할까요? 라고 문의를 해서 가족들하고 상의해서 하라고 말씀드렸더니 유방 절제를 안 하고 작아진 암만 똑 떼어냈다고 하더란다.
그 일이 있고 나서 그 의사가 필자에게 질문을 했다.
다섯 손가락을 천천히 움직이는 피질 운동이 유방암을 치료하는 원리를 알고 싶다는 것이다.
그래서 그 원리를 설명해 주었다.
유방암은 여러 가지 유형이 있다.
그중에 가슴 신경 수축으로 생기는 유형이 있다.
가슴 신경 말단이 모여서 유선이 되는데 가슴 신경의 신경전도가 약해지면 유선이 경직된다. 그 시간이 정도 이상 지속되면 유선에 인접된 세포들이 유전적 변이를 일으킨다.
그 결과로 유방암이 생겨난다.
이렇게 생긴 암은 가슴 신경의 신경전도성을 살려주면 금방 치료된다.
다섯 손가락은 대뇌피질 전체이면서 망상체이고 가슴신경이다. 그중에서 엄지손가락과 나머지 네 손가락의 끝 부위가 유방부의 가슴 신경과 연결되어 있다. 다섯 손가락 운동을 피질 운동이라고 부르는 것은 대뇌피질과의 연관성 때문이다. 피질

운동을 천천히 해주면 대뇌피질과 망상체, 가슴 신경이 한꺼번에 자극된다.
피질을 이루고 있는 대규모 신경핵이 자극을 받고 망상체가 수축 팽창을 하면서 신경전달물질을 뿜어내면 그 에너지가 가슴 신경에 제공되면서 신경전도가 살아난다.
그렇게 되면 신호가 차단되어서 변이를 일으켰던 세포들이 정상세포로 환원된다.
이것이 피질 운동으로 유방암이 치료되는 원리이다.

이와 같은 사례가 있었기 때문에 유방암 환자들에게는 반드시 피질 운동을 시킨다.
이 환자도 센터에 내려와서 프로그램에 참여했다.
위의 사례를 말씀드렸더니 열심히 피질 운동을 했다.
2개월 뒤에 임신을 했다고 연락이 왔다.
몸 상태는 아주 좋다면서 현재의 치료방식이 태아한테 괜찮은지 문의를 했다.
오히려 도움이 된다고 하자 더욱더 열심히 해보겠다며 감사의 말을 전했다.
그 뒤로 출산했다는 소식을 들었다.
유방의 암은 치료되었고, 4년이 지난 지금까지도 건강하게 잘 지내고 있다.

2010년 유방 육종이 3일 만에 치료된 사례가 있었다.
특이한 사례이기 때문에 한 꼭지 더 첨부해 본다.
수업을 받는 수련생 중에 아주머니가 한 분 계셨다.
인사동에서 공방을 하는 작가님인데 뇌척수로 운동을 배우기 위해 수업에 참여했다.
그 수업에는 의사선생님들도 여러분 참여하고 있었다.
그날 수업의 주제가 향기와 맛을 활용한 치료법이었다.
향기로 교감신경을 항진시키는 법과 맛으로 미주신경을 항진시키는 방법으로 자율신경을 치료한다. 대부분의 암들이 자율신경 불균형에서 시작된다.
이렇게 설명해 주면서 향기 호흡법과 맛 경로 발성법을 가르쳐 주었다.
수업이 끝나자 작가 선생님과 의사 선생님이 면담 요청을 했다. 내용을 들어보니 작가님 동생분이 유방암에 걸렸는데 10cm 정도되는 육종이라 한다.
3일 뒤에 수술 날짜인데 도움을 받고 싶다 했다.
당장 동생을 불러서 치료를 시작했다.
3일 뒤 수술이니 치료할 수 있는 기회가 세 번밖에 없었다.
환부는 왼쪽 유방, 수술을 할 경우에는 왼쪽 유방 전체를 도려내야 하는 상황이었다.
치료의 도구는 침향 3g, 녹차 15g, 그리고 3cm 길이에 침 42개였다.
유방암 치료점에 침을 꽂았다. 손가락 사이에 3개, 팔꿈치 반대편에 8개, 어깨 밑으로 1개 환부 옆으로 1개, 새끼발가락 옆쪽으로 1개, 한번 치료할 때마다 14개의 침이 쓰였다.
당시에는 닥터도드리가 개발되기 이전이었다. 때문에 침술로 암을 치료했다. 유방암 치료점은 신명에게서 배운 것이다.
자세한 내용은 본제의학 머리말을 참조해 주시기 바란다.
침향도 한 번에 1g을 사용했고 녹차도 1회에 5g을 사용했다.
침을 꽂은 상태로 앉아서 침향 향기를 한번 들이쉬고 녹차 한

모금을 마시는 것을 반복하는 것이 치료의 전부였다. 필자는 옆에 앉아서 녹차 잔이 비워지면 다시 채워주는 역할만 했다.
그렇게 두 시간을 치료하고 집으로 돌아갔다.
집에 가서는 피질 운동을 두 시간 이상 하라고 말해 주었다.
이튿날도 똑 같은 방법으로 치료하고 돌려보냈다.
그리고 3일째 되는 날 다시 만났다.
그날은 오후에 수술 일정이 잡혀 있었다.
그래서 오전에 치료를 한 번 더 하려고 일찍 만난 것이다.
똑같은 방법으로 두 시간을 치료하고 환부를 만져 보았다.
유방에서 덩어리가 만져지지 않았다.
환자는 이미 자기 몸 상태를 알고 있었다.
'아침에 일어나 보니 덩어리가 없어져 있었어요.
혹시 다시 부풀어 오르면 어쩌나 하고 걱정이 돼서 치료 끝나면 말씀드리려고 했어요. 선생님 저 암이 없어진 거죠?'
본인도 못 믿겠는지 이리저리 유방을 주물러 보면서 내 입만 바라보고 있었다.
옆에 있던 작가님도 동생의 가슴을 이리저리 만져 보더니 놀라워했다.
'진짜로 덩어리가 안 만져져요!!'
두 자매의 간절한 눈빛이 내 대답을 기다리고 있었다.
'네 완전하게 치료가 되었습니다. 축하드립니다. 이제 병원에 가서 진단을 받아보십시오.'
대답을 듣자 뛸 듯이 기뻐했다.
병원에 가서 검사를 해보니 암이 없어진 것이 확실하다고 연락이 왔다.
주치의 선생님은 자기가 오진을 했다고 죄송하다고 사과를 하더란다.
그 일이 있고 나서 그분 가족들과 가까이 지내게 되었다.
자매들이 여덟 분이 있었는데 모두 찾아와서 인사를 하고 갔다.

### 6) 신장 암 사례

2021년 8월 초 환자로부터 상담 요청이 들어왔다.
만나 보니 40대 초반의 남자였다.
병원에서 신장 암 진단을 받았는데 다시 한번 진단을 받고 싶다는 것이다.
어떻게 발견을 했는가 물으니 배가 아파서 검사를 받았는데 그 과정에서 신장에 암이 생긴 것을 알게 되었다고 말했다.
크기는 8cm, 왼쪽 신장을 떼어 내는 수술을 해야 하는데 되도록이면 수술을 안 하고 싶다 했다. 수술 날짜는 9월 8일로 예정되어 있었다.
한 달 정도 시간이 있으니 시도해 볼 만했다.
진단을 해보니 다음과 같은 결과가 나왔다.

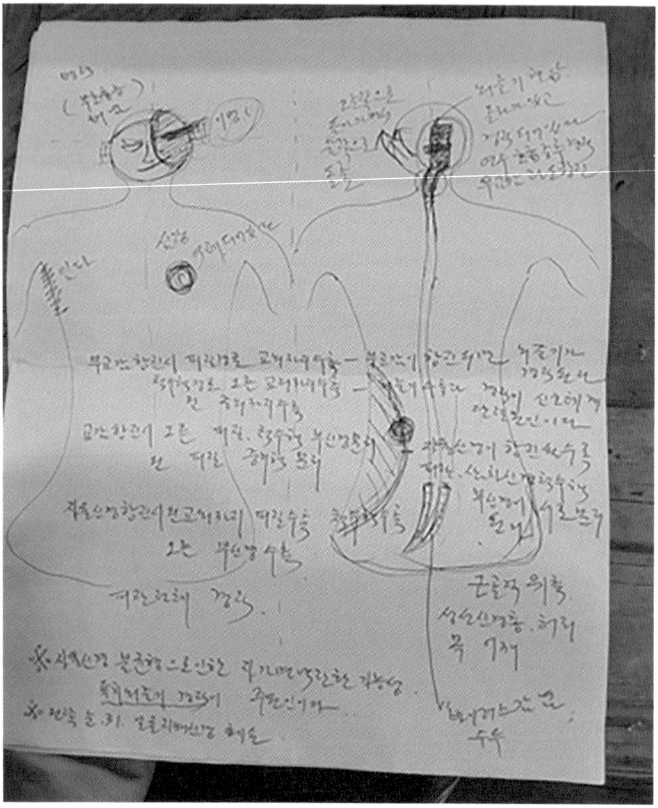

기존에 갖고 있던 병력은 비염과 무호흡증.
두부체감각계는 왼쪽이 망가져 있다.
왼쪽 눈이 어두워져 있고, 왼쪽 귀에서는 이명이 생겨 있다.
왼쪽 턱관절이 수축되어 있고 왼쪽 얼굴과 이마 측두엽 피질까지 경직된 상태.
왼쪽 안면신경 수축. 왼쪽 삼차신경 상악분지 하악분지 수축.

심장 억제되어 있고, 오른쪽 임파 항진되어 있다.
뇌줄기 영역 혈압 올라가 있고, 경직되어 있다.
부교감도 항진. 연수 호흡중추 경직되어 있다.
목뼈 오른쪽으로 틀어져 있고, 목 디스크 증상이 있다.
척추 측만증.
부교감 항진시 피질 경로 교뇌까지 수축된다.
부교감이 항진되면 뇌줄기가 경직된다.
오른쪽 삼차신경 척수핵경로 교뇌까지 수축되어 있고, 왼쪽은 중뇌까지 수축되어 있다.
망상체 좌우 불균형.
뇌줄기 수축과 경직이 세포 간 신호체계 단절의 원인이다.
교감 항진 시 오른쪽 피질, 척수핵, 부신경이 분리되고, 왼쪽은 피질과 미주신경이 분리된다. 자율신경이 항진될수록 피질, 부신경, 척수핵 경로의 분리가 더욱더 심해진다.
자율신경 항진 시 왼쪽 교뇌까지 피질, 척수핵 경로 수축되고, 오른쪽은 부신경이 수축된다. 피질 경로 전체적으로 경직되어 있다.
근골격 위축되어 있고, 목, 허리, 어깨 틀어져 있다.
수두바이러스 감염되어 있고, 비염과 신장암의 원인이다.
자율신경 불균형으로 인한 자가 면역성질환이 있다.

※ 치료 방향

면역 균형 잡아주기.
왼쪽 동안신경, 왼쪽 전정신경, 왼쪽 삼차신경, 안면신경치료.
꼬리뼈, 비공, 폐, 비장 수두바이러스 치료. 신장 환부 치료.

진단도를 받아들고 설명을 들은 환자가 깜짝 놀랐다.
어떻게 수두바이러스에 감염된 것까지 알 수 있느냐는 것이다.
필자의 본제 진단법은 환자를 만지면서 하는 진단이 아니다.
또한 일체의 기계나 도구를 사용하지 않는다.
환자는 1m 앞에 앉아 있는 상태에서 몸과 마음으로 일치해서 진단을 한다.
그런 상태에서 꼬리뼈에 기생하고 있는 수두바이러스를 느낄 수 있다.
환자에게 수두를 앓은 적이 있느냐고 물었더니 초등학교 때 앓았다 한다.
신장에 암이 생긴 것이 수두바이러스 때문이라고 하니 그것에 대해서도 놀라워했다.
한 달 정도 시간이 있으니 프로그램에 들어갔다.
닥터도드리 여덟 대와 전자 마스크, 전자 모자, 전자 슈트, 전자 베개, 전자 시트 등이 도구로 쓰였다.
운동처방은 피질 적핵 운동을 동시에 하는 것으로 정해졌다.
하루 두 시간 이상, 일주일에 한 번 센터에 와서 운동 명상을 하고 나머지 시간은 집에서 했다.
아래에 그림들은 환자가 20일 동안 운동 명상을 하면서 기록한 자료들이다. 아직 치료가 끝나지 않았지만 암의 치료가 어떤 과정으로 이루어지는지를 볼 수 있는 근거가 되기 때문에 첨부한다.

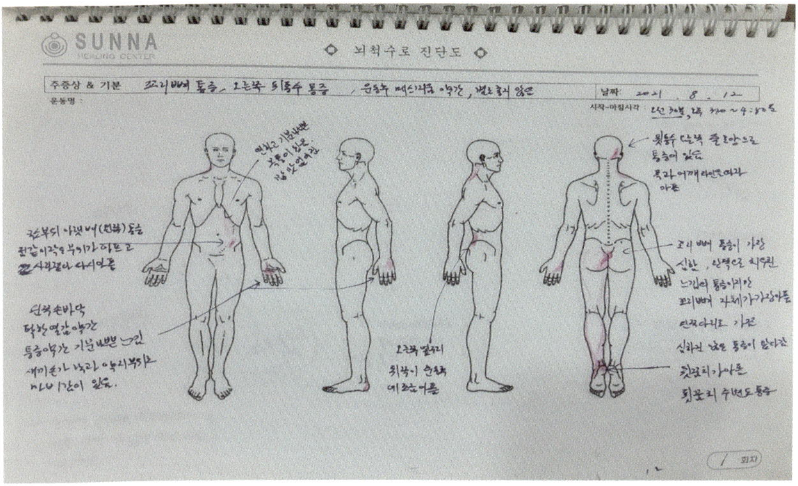


날　　짜 : 2021년 8월 12일
운동시간 : 오전 30분, 오후 3시 20분 - 4시 50분
주 증 상 : 꼬리뼈 통증, 오른쪽 뒤통수 통증, 운동 후 메스꺼움 약간, 별로 좋지 않은 기분

흉부 왼쪽 횡격막부위 역하고 기분 나쁜 느낌
- 폐, 비장 환부. 수두바이러스로 인해 생긴 비염이 만성화되면서 생긴 증상. 치료를 하지 않으면 향후 암이 전이될 자리.

복통이 있음
- 신장의 암으로 인한 통증.

밥맛이 없어짐

- 미주신경이 억제되고 교감신경이 항진되면서 나타나는 증상.

왼쪽 하복부 국소부위 아랫배 통증

- 방광 통증. 수두바이러스가 방광을 공격해서 방광에 염증이 생겨 있다. 치료해 주어야 할 부위. 방치하면 암이 전이된다.

점같이 작은 부위가 아프고 사라졌다 다시 아픔

- 신장의 암세포들이 방광과 고환에 이미 침투해 있다.

왼쪽 손바닥 탁한 열감 약간, 통증 약간, 기분 나쁜 느낌

- 왼쪽 측두엽 피질, 왼쪽 목신경 1, 2, 3번, 부신경에서 나오는 병기가 만들어 내는 감각.

새끼손가락과 약지 부위로 마비감이 있음

- 부신경과 삼차신경 척수핵경로, 목신경 1, 2번에서 빠져나오는 냉기 때문에 생긴 증상.

오른쪽 옆구리 뒤쪽이 운동 후에 조금 아팠다.

- 오른쪽 신장도 암의 영향을 받는다.

뒤통수 오른쪽 줄 모양으로 통증이 있음

- 뇌줄기 연수부 훼손부위. 수두바이러스로 인해 훼손되었다.

목과 어깨라인은 아직까지 아픔

- 왼쪽 목과 어깨로 이어지는 라인. 치료점이다.

방광경을 따라 올라온 수두바이러스가 훼손시킨 부위.

꼬리뼈 통증이 가장 심함.
왼쪽으로 치우친 느낌의 통증이지만 꼬리뼈 자체가 가장 아픔
- 수두바이러스가 배양된 자리. 왼쪽 천골 안쪽에서 배양되어 방광을 공격했고 등 쪽 방광경을 따라 비공까지 올라와서 비염을 만들었다.

왼쪽 다리도 가끔 심하지 않은 통증이 왔다감
- 수두바이러스가 천골신경과 고관절 신경을 함께 훼손시켰다.

뒤꿈치가 아픔. 뒤꿈치 주변도 통증
- 신체체감각 불균형으로 생긴 증상.
뒤통수, 흉추 4, 5, 6번 등 부위, 꼬리뼈, 뒤꿈치로 연결된 체감각 경로가 훼손되어 있다. 앞뒤 전정 센서 훼손.

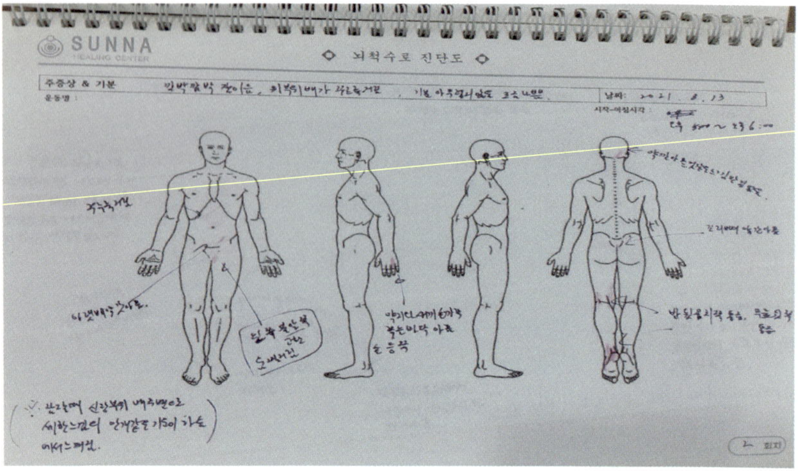


날 짜 : 2021년 8월 13일
시 간 : 오후 5시 - 오후 6시
주증상 : 깜박 깜박 잠이 듬
- 뇌척수로 운동을 하면서 뇌파가 안정되면서 나타나는 증상.

위 부위의 배가 꼬르륵 거림
- 위 뒤쪽 신장의 경직이 풀어지면서 나타나는 증상.
신장의 암이 유동하고 있는 것.

기분 조금 나쁨, 오른쪽 횡격막 부위 꼬르륵거림
- 피질 운동을 하면서 횡격막신경이 자극되어 나타나는 현상.

아랫배 하복부가 약간 아픔

- 방광 환부.

왼쪽 성기쪽 고환 움찔거림
- 고환 환부.

왼쪽 약지와 새끼손가락 손바닥 아픔, 손등 쪽도 아픔
- 왼쪽 척수핵 경로, 부신경, 목신경 1, 2, 3번에서 표출되는 냉기가 왼손으로 빠져나가는 것.

뒤통수 오른쪽 약간 아픈 것 같은 느낌이 있음
- 운동시간이 짧아서 통증이 약하게 나타나는 것. 운동시간이 길어지면 통증이 더 심해진다.

꼬리뼈 약간 아픔
- 환부

오른쪽 무릎 뒤쪽 통증
- 고관절 신경, 천골신경 훼손이 연결된 부위.
류마머티즘 증상이 있다.

발 뒤꿈치 통증.
잠잘 때 신장 부위 배 주변으로 쎄한 느낌의 안개 같은 기운이 가슴까지 이어져서 느껴짐
- 신장의 암이 세력을 펼치고 있는 범위가 감각으로 느껴지는 것.

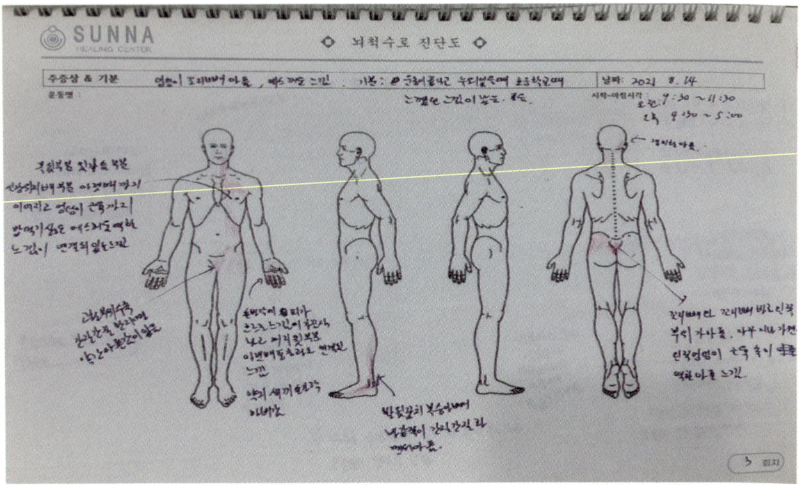


날　짜 : 2021년 8월 14일
시　간 : 오전 9시 반 - 11시 반. 오후 4시반 - 5시.
주증상 : 엉덩이, 꼬리뼈 아픔. 메스꺼운 느낌
- 비장과 신장에서 올라오는 느낌.
가장 안 좋은 느낌이다. 메스꺼움이 사라지면 치료가 잘 되고 있는 것이다.

운동이 끝나고 누웠을 때 초등학교 때 느꼈던 느낌이 났음.
- 수두에 감염되었을 때 훼손되었던 부위가 자극되면서 나타나는 증상.

왼쪽 젖가슴 위 흉부에서 위로는 왼쪽 목에서 얼굴까지 밑으로는 왼쪽 아랫배에서 왼쪽 고관절 서혜부까지 메스껍고 역한 느낌이 연결되어 있음.

- 암 환부가 형성된 자리와 경로가 드러난 것. 발원처와 전이처 환부가 함께 드러난 상태.

고환 부위 수축. 간질간질. 만지면 약간 아픈 감이 있음.
- 수두바이러스가 고환까지 침투해 있다. 암이 전이되는 장소 중 하나.

왼쪽 손바닥에 피가 흐르는 느낌이 가끔씩 나고 머리 뒷부분 아랫배 통증과도 연결된 느낌. 약지 새끼손가락 마비감.
- 교감신경이 항진되면서 나타나는 증상.
교감신경이 회복되어야 암이 치료된다.

발뒤꿈치 복숭아뼈 바깥쪽이 간질간질 하면서 아픔.
- 비장과 천골에서 빠져나오는 냉기 때문.

오른쪽 뒤통수 경미한 통증.
- 뒤통수 쪽은 교정되고 있다.

꼬리뼈와 꼬리뼈 바로 왼쪽 부위가 아픔.
- 꼬리뼈는 아직 교정이 안되고 있다.

시간이 지나가면서 왼쪽 엉덩이 근육 속이 역한 아픈 느낌.
- 엉덩이 고관절까지 수두바이러스가 퍼져있다. 잠정적인 암의 전이처다.

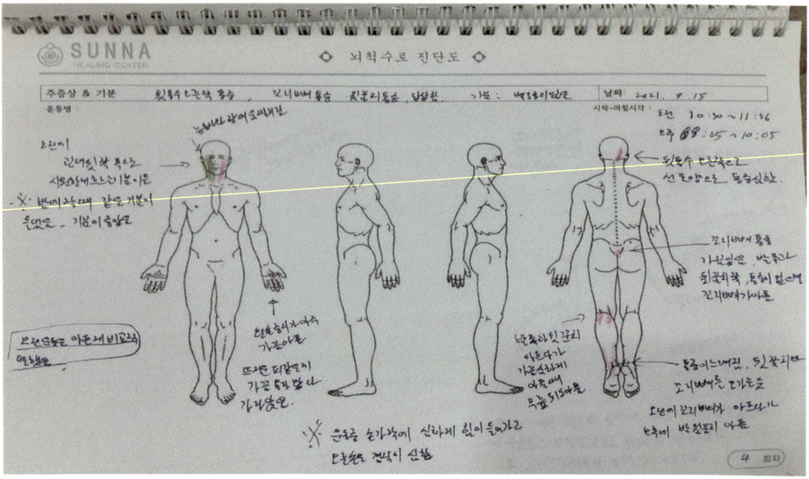


날　짜 : 2021년 8월 15일
시　간 : 오전 10시 30분 - 11시 56분.
　　　　오후 8시 5분 - 10시 5분.
주증상 : 뒤통수 오른쪽 통증, 꼬리뼈 통증, 뒤꿈치 통증, 답답함, 기분 별로 좋지 않음
- 연수 호흡중추 경직과 폐 수축, 횡경막 수축, 비염으로 인해 생긴 현상.

오른쪽 눈동자와 광대뼈 움찔거림
- 비염이 오른쪽 광대뼈까지 퍼져 있다.
오전에 광대뼈 뒤쪽 목으로 시원하게 흐르는 기분이 듬
- 비염 치료되면서 나타나는 증상.

밤에 잘 때 같은 기분이 들었음, 기분이 좋았음
- 비염이 치료되면서 호흡경로가 열리면 기분이 좋다.

오전 운동은 아픈 것이 비교적 덜 했음
- 운동 명상 효과가 나타나고 있다.

왼쪽 중지가 아주 가끔 아픔, 뜨거운 피 같은 것이 가끔 올라왔다 가라앉음
- 교감 항진되면서 망상체 부위와 목 부위의 경직이 풀어지고 있다.

뒤통수 오른쪽으로 선모양으로 통증 심함
- 오른쪽 뇌줄기 훼손 부위.

꼬리뼈 통증 가끔 있고 발목과 뒤꿈치 쪽 통증이 없으면 꼬리뼈가 아픔
- 발목 통증은 꼬리뼈에서 빠져나오는 냉기 때문. 류머티즘 증상을 촉발시키는 원인.

오른쪽 무릎 뒤쪽 아픔, 발목 뒤꿈치 아프다가 가끔 심하게 아프면 무릎 뒤쪽까지 통증이 이어짐
- 꼬리뼈 통증이 빠져나가는 경로이다.

뒤꿈치 통증과 꼬리뼈 통증 무릎 통증이 이어져 있음
- 이 경로에서 류머티즘이 진행된다.

오전에 꼬리뼈가 아프다가 오후에는 발목 뒤꿈치가 아픔.
운동 중 손가락에 심하게 힘이 들어가고 오른손은 경직이 심함
- 오른쪽 목과 어깨에서 빠져나오는 냉기 때문.

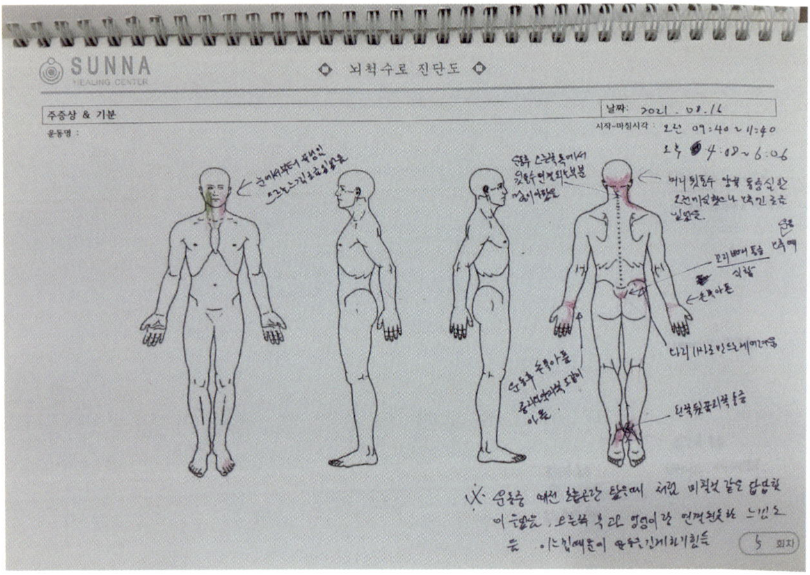


날 짜 : 2021년 8월 16일
시 간 : 오전 9시 40분 - 11시 40분.
오후 4시 8분 - 6시 6분.
주증상 : 왼쪽 눈, 오른쪽 눈에서부터 꿀렁임, 흐르는 느낌이 조금 있었음

- 비염의 염증이 치료되면서 수두바이러스도 치료되고 있다.

운동 후 오른쪽 목에서 뒤통수 연결되는 부분 많이 아팠음.
- 수두바이러스에 훼손된 뇌줄기 영역의 상태가 나타나는 것.

머리 뒤통수 양쪽 통증 심함.
오전에 심했으나 오후에는 조금 있었음.
- 운동시간이 길어질수록 치료 효과가 나타난다.

꼬리뼈 통증 심함. 오후 운동 때 특히 심했음.
- 꼬리뼈 쪽은 맨 나중에 치료된다.

양쪽 손목 아픔.
- 목과 어깨에서 빠져나오는 냉기로 인한 것. 류머티즘 증상.

오른손은 중지와 약지 쪽도 같이 아픔.
- 목과 척수핵 경로에서 빠져나오는 냉기로 인한 것.

다리를 11자로 세우는 것이 어려움
- 발목 경직으로 인한 것. 천골과 고관절 쪽에서 빠져나오는 냉기 때문. 중뇌적핵 상하 수축.

왼쪽 발뒤꿈치 쪽 통증. 운동 중 예전 호흡곤란이 왔을 때처럼 미칠 것 같은 답답함이 있었음. 오른쪽 목과 엉덩이랑 연결된 듯한 느낌도 있음. 이 느낌 때문에 운동을 길게 하기가 힘듦

- 수두바이러스가 연수를 공격해서 호흡중추를 위축시켜서 나타나는 증상. 신종플루 바이러스가 갖고 있던 중추신경 공격경로 중 하나. 코로나바이러스의 숙주 잠식 경로이다.
코로나는 꼬리뼈에서 배양돼서 머리로 올라온다.
수두바이러스가 코로나바이러스이다.

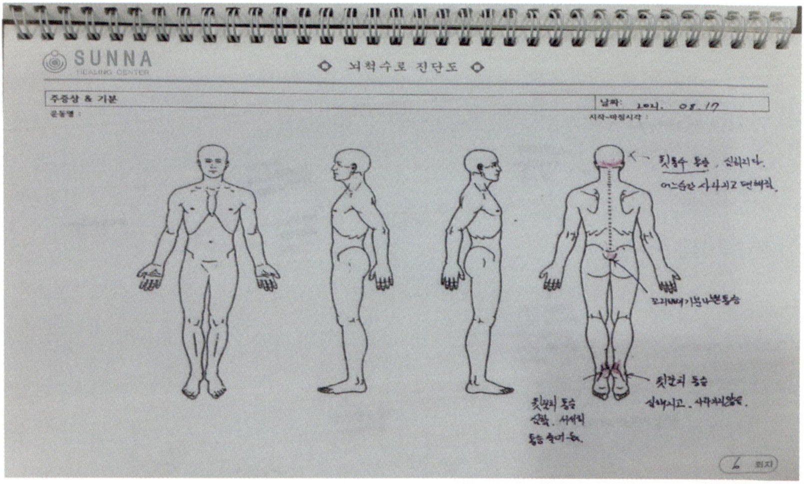


날 짜 : 2021년 8월 17일
시 간 : 오전 11시 - 오후 1시
주증상 : 뒤통수 통증 심하다가 어느 순간 사라지고 편해짐
- 뒤통수 교정은 조금씩 되어가고 있다.

꼬리뼈 기분 나쁜 통증. 양쪽 발뒤꿈치 통증 심해진다. 운동이 끝나도 사라지지 않는다.
- 운동시간이 부족해서 생긴 증상.

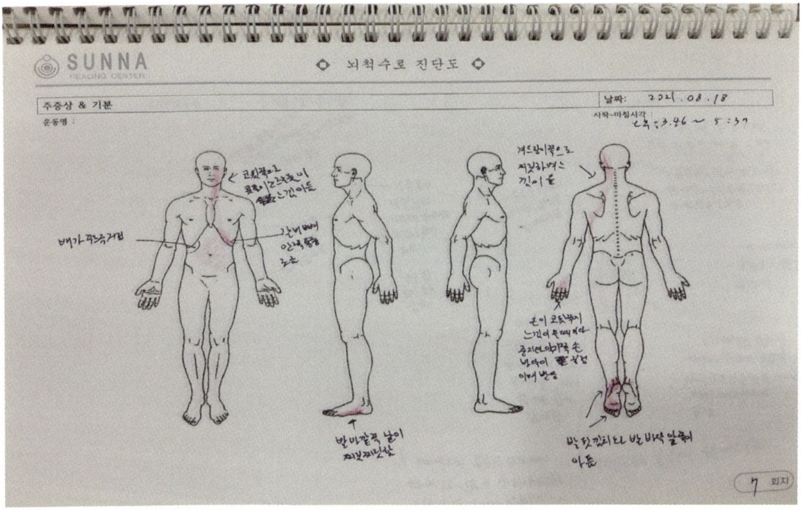


날 짜 : 2021년 8월 18일
시 간 : 오후 3시 46분 - 5시 37분
주증상 : 왼쪽 코 뒤쪽으로 콧물이 흐르는 것 같이 느껴짐
- 비염 치료되고 있는 것.

왼쪽 갈비뼈 안쪽 통증 조금
- 비장, 폐, 신장이 암으로 서로 연결되어 있다.

오른쪽 배 꾸륵거림

- 횡격막이 자극되면서 상행결장 운동이 촉진된다.

왼쪽 뒤통수에서 목 겨드랑이쪽으로 찌릿한 느낌이 옴.
- 암의 발원처와 진행처 경로가 나타나는 것.

코 뒤쪽에 느낌이 올 때마다 중지와 약지 손바닥이 꿀렁거리며 반응
- 뇌줄기 망상체 상태가 나타나는 것. 중지는 피질 경로 상태, 약지는 척수핵 경로 상태.

왼발 뒤꿈치와 발바닥 앞쪽이 아픔
- 신장암 부위에서 오는 자극. 환부가 치료되면서 나타나는 증상. 신장 경락이 열린 것.

왼 발바닥 날이 찌릿찌릿함
- 비장에서 빠져나오는 냉기가 담 경락을 타고 나오는 것.

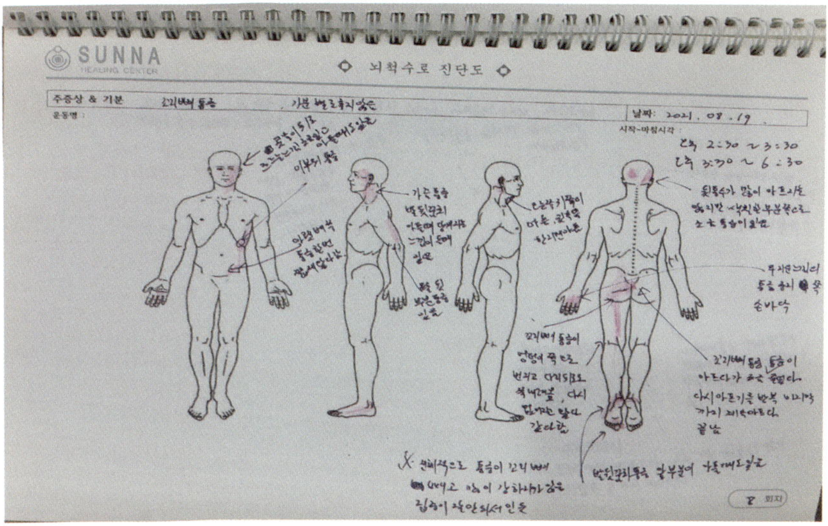


날 짜 : 2021년 8월 19일
시 간 : 오후 2시 30분 - 6시 30분.
주증상 : 꼬리뼈 통증, 기분이 별로 좋지 않았음
- 호흡이 막히면 기분이 안 좋다.

왼쪽 콧물이 뒤로 흐르는 느낌이 조금 있고 아플 때도 있음
- 비염 치료되는 증상.

왼쪽 옆구리 갈비뼈 끝 쪽 통증
- 비장, 신장 환부에서 생기는 통증.

왼쪽 서혜부 아랫배 쪽 통증 짧게 왔다 감

- 왼쪽 신장과 방광 이어지는 라인, 수두바이러스 감염경로.

가슴 통증과 발뒤꿈치 아플 때 왼쪽 목 옆이 당겨지는 느낌.
- 왼쪽 가슴과 왼쪽 목 환부 서로 연결되어 있다.

어깨에서 이두박근 쪽으로 약간의 통증이 있음
- 목 경추에서 내려오는 통증. 양쪽 팔이 똑같다.

오른쪽 귓속이 아픔
- 좌우 전정 균형 잡아지면서 나타나는 통증.

오른쪽 뒤통수가 많이 아프지는 않지만 약간의 통증이 있음. 왼쪽 꼬리뼈 통증이 엉덩이 쪽으로 번지고 다리 뒤쪽으로도 타고 내려옴. 그러다 없어졌다 생겼다를 반복함
- 천골 신경, 고관절 신경으로 통증이 빠져나오는 것을 느끼는 것.

왼쪽 발뒤꿈치 통증. 엄지발가락 밑으로 발바닥 쪽 아플 때도 있음
- 신장에서 빠져나오는 냉기로 인한 통증. 왼쪽 폐도 안 좋다.

꼬리뼈 통증은 아프다가 줄었다가를 반복하다가 마지막 끝날 때까지도 계속 아픔. 왼손 손등이 무거운 느낌
- 신장, 비장, 폐의 상태가 손등에서 나타나는 것.

중지 쪽 손바닥 통증

- 목신경 3번, 피질 경로에서 나오는 통증.

전체적으로 통증이 꼬리뼈 빼고 많이 강하지 않음. 집중이 잘 안돼서인 듯.
- 많이 개선되었다.

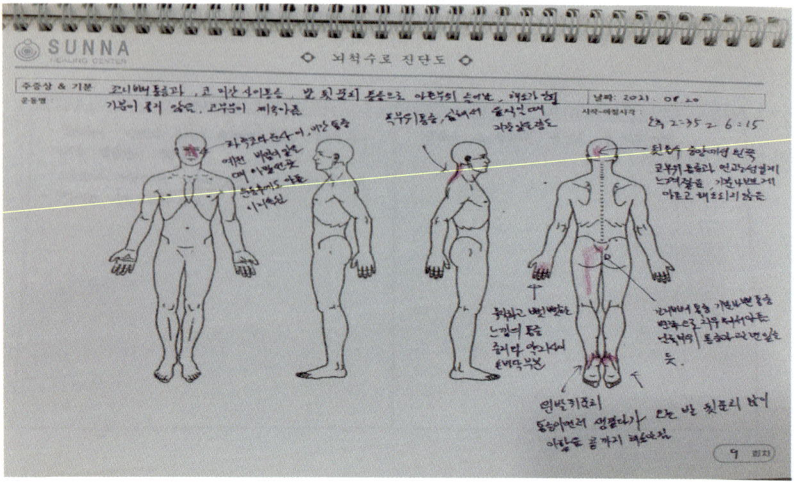


날 짜 : 2021년 8월 20일
시 간 : 오후 2시 35분 - 6시 15분
주증상 : 꼬리뼈 통증과 코, 미간 사이 통증
- 비염이 시작된 부위와 비염이 생긴 환부가 동시에 반응하는 것. 수두바이러스가 꼬리뼈에서 배양돼서 비공으로 올라간 증거이다.

발뒤꿈치 통증으로 아픈 부위 늘어남. 해소가 안됨. 기분이 좋지 않음. 코 부분이 운동이 끝나도 계속 아픔
- 비염 환부가 강하게 자극받는 것은 꼬리뼈 쪽에서 변화가 일어났기 때문이다. 꼬리뼈의 원인처가 치료되고 있는 것.

좌측 코와 눈 사이 미간 통증, 예전 비염이 있을 때 아팠던

곳. 운동 후에도 아픔이 지속됨
- 꼬리뼈의 수두바이러스가 자극을 받아 비공으로 올라왔다.

오른쪽 목부위 통증 심해서 움직일 때 지장이 있을 정도
- 수두바이러스로 훼손되었던 뇌줄기 연수 부위가 함께 자극되는 것.

뒤통수 중앙에서 왼쪽 코 부위 통증과 연관성 있게 느껴졌음. 기분 나쁘게 아프고 해소되지 않음
- 비염 감염경로를 정확하게 인식한 것.

꼬리뼈 통증 기분나쁜 통증. 왼쪽으로 치우쳐서 아픔. 얼굴부위 통증과 관련 있는 듯
- 정확한 판단이다.

왼쪽 손가락 묵직하고 뻣뻣한 느낌의 통증
- 망상체 연수부에서 빠져나오는 냉기.

중지와 약지 사이 손바닥 부분이 아픔
- 피질 경로, 척수핵 경로에서 빠져나오는 냉기.

왼발 뒤꿈치 오른발 뒤꿈치 많이 아픔. 통증이 생겼다가 끝까지 해소가 안됨
- 꼬리뼈에서 빠져나오는 냉기가 뭉쳐있는 것.

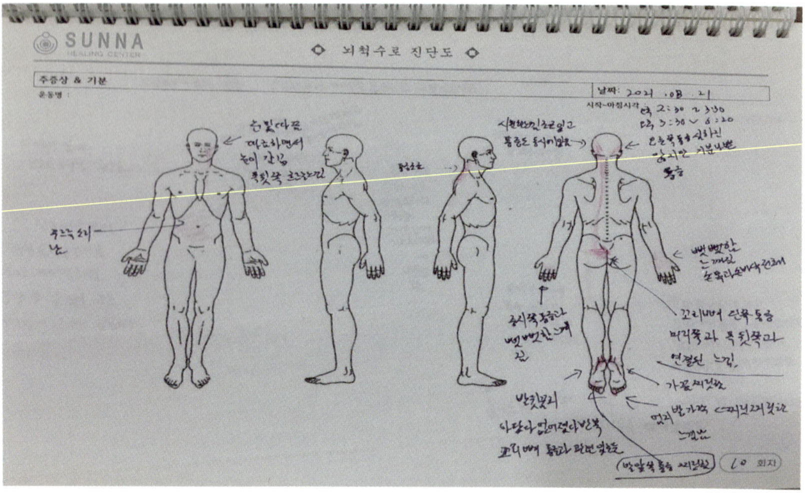


날　짜 : 2021년 8월 21일
시　간 : 오후 2시 30분 - 3시 30분. 3시 30분 - 6시 20분.
주증상 : 왼쪽 눈 밑 따끔하면서 눈이 감김
- 눈으로 비공에서 생성되는 냉기가 빠져나오는 것.

목 뒤쪽 무언가 흐르는 느낌
- 교감신경 항진되면서 목부위 경직이 풀어지는 것.

오른쪽 배 부위 꾸르륵 소리 남. 오른쪽 목뒤 통증 조금
- 많이 완화되었음.

왼쪽 뒤통수 옆쪽으로 시원한 느낌 조금 있고 통증도 동시에 생김

- 왼쪽 목과 뒤통수 시각피질 경직 풀어지고 있다. 그러면서 꼬리뼈에서 바이러스가 동시에 유입된다.

오른쪽 통증 심하진 않지만 기분이 나쁨
- 왼쪽과 연결된 통증.

왼쪽 머리에서 목으로 척추 옆을 따라서 이어지는 통증 라인이 꼬리뼈와 연결되어 있음
- 머리와 꼬리뼈가 서로 연결된 상태를 정확하게 느끼는 것. 이 경로가 전체적으로 잡아져야 암이 치료된다.

왼쪽 중지 쪽 통증과 뻣뻣한 느낌
- 피질 경로에서 빠져나오는 냉기가 강력하다. 치료되면서 나타나는 증상.

오른쪽 팔목이 뻣뻣하게 느껴지고 손바닥도 뻣뻣한 상태
- 류머티즘 증상. 교감신경 기능이 저하되고 환부에서 빠져나오는 냉기가 관절에 누적되어 있으면 그 부위에서 자가면역질환이 생겨난다.

오른쪽 발뒤꿈치 복숭아뼈 부위까지 찌릿찌릿함. 그 느낌이 엄지발가락까지 이어짐
- 하지적핵경로, 고관절 신경을 타고 빠져나오는 냉기 때문.

왼쪽 발뒤꿈치 통증 생겼다 없어졌다 반복, 꼬리뼈 통증과 연결되어 있는 느낌. 왼쪽 발 앞쪽 통증, 찌릿함

- 하 적핵경로, 고관절신경.

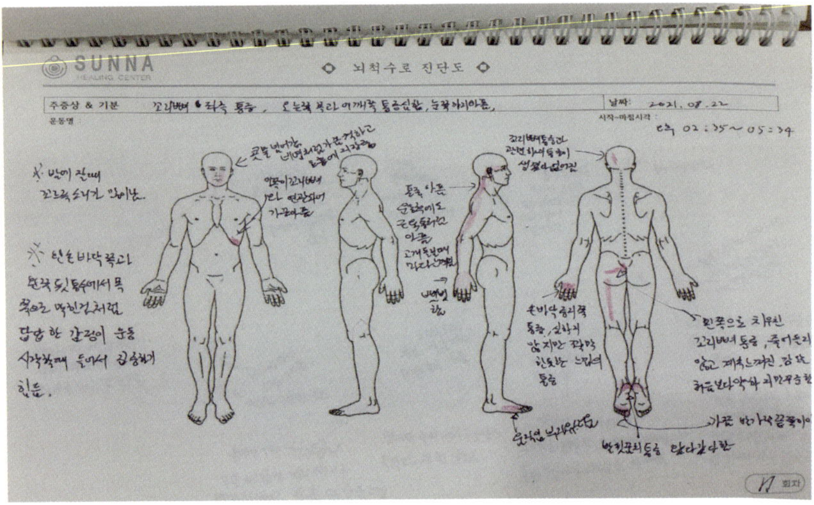


날 짜 : 2021년 8월 22일
시 간 : 오후 2시 35분 - 5시 34분
주증상 : 꼬리뼈 좌측 통증
- 꼬리뼈 환부.

오른쪽 목과 어깨 쪽 통증 심함. 눈쪽까지 아픔
- 오른쪽 목과 어깨는 서로 연결된 라인이다. 눈은 비공의 염증 때문에 아픈 것.

콧물이 넘어감. 비염처럼 가끔 컥 하고 호흡에 지장을 줌

- 비염 치료되면서 나타나는 증상.

왼쪽 옆구리 밑이 꼬리뼈와 연관되어 같이 아픔
- 제대로 인식하는 것.

오른쪽 목 통증, 운동 후에도 근육통처럼 계속 아픔, 목에서 팔로 팔꿈치 쪽 팔목 쪽 손등으로 이어지는 라인 전체가 뻣뻣함
- 목에서 냉기 빠져나오는 경로.

왼쪽 뒤통수 꼬리뼈 통증과 관련하여 통증이 생겼다 없어짐
- 뒤통수와 꼬리뼈도 서로 연결되어 있다.

왼쪽 손바닥 중지 쪽 통증. 심하진 않지만 꽉 막힌 듯한 느낌의 통증
- 뇌줄기, 목에서 빠져나오는 냉기로 인한 것.

왼쪽으로 치우친 꼬리뼈 통증. 줄어들지가 않고 계속 느껴짐. 강도는 처음보다 약하지만 지속적으로 느껴짐
- 꼬리뼈도 조금씩 개선되고 있다.

왼쪽 새끼발가락 쪽 움직임이 부자연스러움
- 심장, 방광에서 빠져나오는 냉기로 경직되어 있는 것.

양쪽 발뒤꿈치 통증 왔다 갔다 함. 왼쪽 발가락 끝이 아픔
- 왼쪽 천골에서 빠져나오는 냉기 때문이다.

밤에 잘 때 배에서 꼬르륵 소리가 많이 남
- 대장, 위장, 복부 경직이 풀어지는 증상.

왼쪽 손바닥 쪽과 왼쪽 뒤통수에서 목 쪽으로 이어진 라인이 막힌 것처럼 느껴지고 답답한 감정이 들어서 운동하면서 집중하기가 힘들다
- 왼쪽 뇌줄기 목부위 치료되면서 왼손으로 빠져 나가는 것.

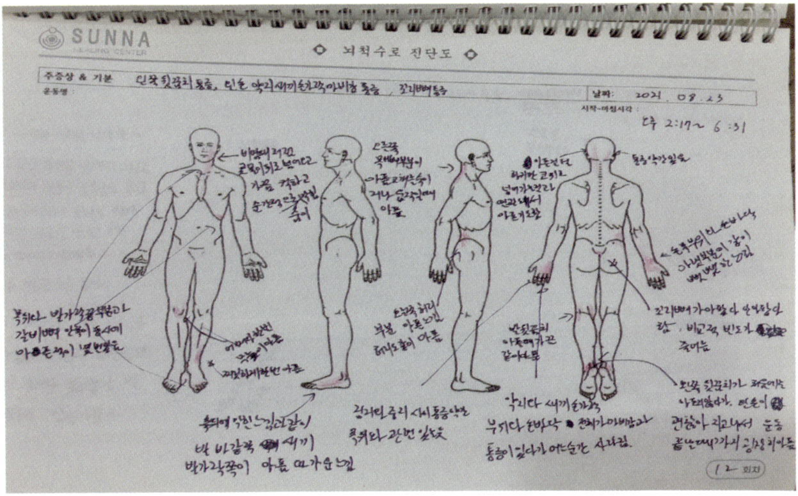


날　짜 : 2021년 8월 23일
시　간 : 오후 2시 17분 - 6시 31분
주증상 : 왼쪽 뒤꿈치 통증. 왼손 약지 새끼손가락 마비감, 통증. 꼬리뼈 통증

- 뇌줄기와 목부위에서 척수핵 경로와 부신경을 따라 엄청난 냉기가 표출된다. 치료가 잘 되고 있다.

비염 때처럼 콧물이 뒤로 넘어오고 가끔 컥 하고 순간적으로 숨이 막힘
- 비공 염증 해소되면서 나타나는 증상.

목부위와 발가락 끝부분과 갈비뼈 안쪽이 동시에 아픈 적이 몇 번 있었음
- 서로 연결되어 있는 자리.

무릎 어쩌다 한번 아팠음
- 천골에서 빠져나오는 냉기가 무릎에 적체되어 있다.

왼쪽 발목 찌릿하게 한번 아팠음
- 발목에도 적체되어 있다.

왼쪽 바깥쪽 새끼발가락 쪽이 목 뒤에 막힌 느낌과 같이 아픔. 따가운 느낌
- 목 뒤 방광경 라인과 새끼발가락이 서로 연결되어 있다.

오른쪽 목뼈 부근이 고개를 숙이거나 움직일 때 아픔
- 꼬리뼈 자극받으면서 올라오는 냉기와 비염이 치료되면서 표출되는 냉기가 목부위에서 합쳐져서 팔 쪽으로 빠져나가면서 나타나는 증상.

오른쪽 허리 부근 아픈 느낌
- 왼쪽 신장의 암 때문에 오른쪽 허리도 틀어져 있다.

왼쪽 머리 아픈 건 덜하지만 코 뒤로 넘어가는 것과 연관되어서 아프기도 함
- 왼쪽 머리도 치료되고 있는 것.

오른쪽 머리 통증 약간 있음.
- 뒤통수 상태는 많이 좋아졌다.

왼쪽 검지와 중지 사이 통증 약간. 목 뒤와 관련 있는 듯
- 제대로 인식한 것.

왼쪽 약지와 새끼손가락 부위와 손바닥 전체가 마비감과 통증이 있다가 어느 순간 사라짐
- 팔 쪽으로 목부위 냉기가 많이 빠져나간 것.

왼쪽 무릎 뒤쪽, 발뒤꿈치 아플 때 가끔 같이 아픔.
- 냉기 적체로 인한 류머티즘 증상.

오른쪽 손목 부위와 손바닥 아랫부분이 같이 뻣뻣한 느낌
- 목 부위와 뇌줄기 부위 냉기가 양손으로 빠져나가는 것.

오른쪽 허리 아픔.
꼬리뼈가 아팠다 안아팠다 함. 비교적 빈도가 줄어듦
- 꼬리뼈 좋아지고 있다.

왼쪽 발뒤꿈치가 처음에는 아프지 않다가 왼손이 괜찮아지고 나서 운동 끝날 때까지 굉장히 아픔

- 손 쪽으로 빠져나가던 냉기가 발 쪽으로 빠져나가면서 나타나는 증상.

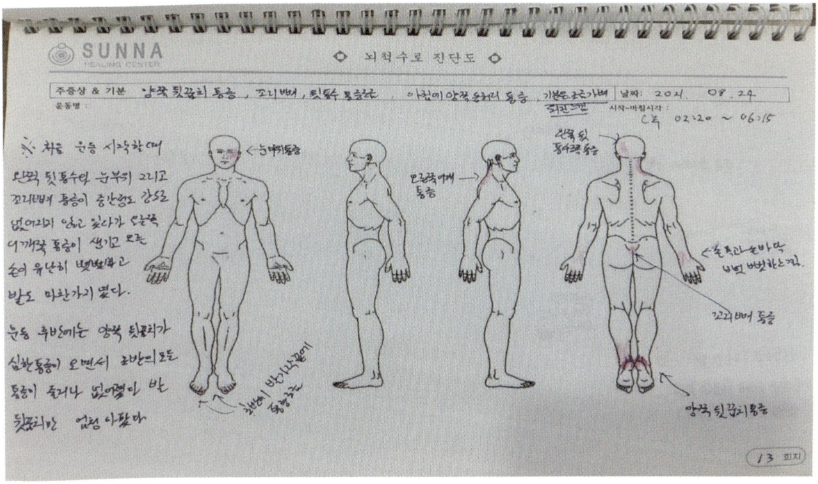


날　짜 : 2021년 8월 24일.
시　간 : 오후 2시 20분 - 6시 15분.
주증상 : 양쪽 뒤꿈치 통증. 꼬리뼈, 뒤통수 통증 조금.
아침에 양쪽 등허리 통증

- 신장 환부 상태가 드러나는 것.

기분은 조금 가벼워진 느낌

- 몸도 많이 가벼워졌다.

처음 운동 시작할 때 왼쪽 뒤통수와 눈 부위 그리고 꼬리뼈 통증이 중간 정도 강도로 없어지지 않고 있다가 오른쪽 어깨 쪽 통증이 생기고 오른손이 유난히 뻣뻣하고 발도 마찬가지.
- 왼쪽 오른쪽 뒤통수, 눈, 목에서 빠져나오는 냉기가 손, 발로 빠져나가는 것.

운동 후반에는 양쪽 뒤꿈치가 심한 통증이 오면서 초반의 모든 통증이 줄거나 없어졌다. 발뒤꿈치만 엄청 아팠다.
- 발 쪽으로 빠져나오는 냉기 때문이다.

왼쪽 눈 부위 통증
- 비공 왼쪽 치료되면서 나타나는 증상.

초반에 양쪽 발가락 끝에 통증 조금
- 천골에서 빠져나가는 냉기 때문.

오른쪽 어깨 통증. 왼쪽 뒤통수 통증. 꼬리뼈 통증. 양쪽 발뒤꿈치 통증. 오른쪽 손목과 손바닥 뻣뻣한 느낌
- 팔 쪽으로 엄청난 냉기가 뿜어져 나온다.

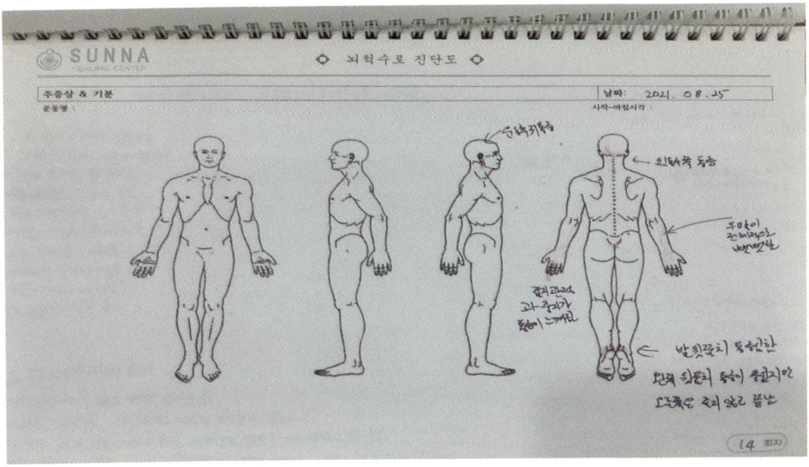


날　짜 : 2021년 8월 25일
주증상 : 운동 후 귀 통증
- 귀까지 통증이 오는 것은 비염을 일으키는 수두바이러스가 귀쪽 신경까지 훼손시켰기 때문이다.

뒤통수 쪽 통증. 두 팔이 전체적으로 뻣뻣함
- 목과 뇌줄기에서 빠져나오는 냉기 때문.

왼쪽 검지 관절과 중지가 통증이 느껴짐
- 검지는 부교감신경이면서 횡격막신경이고 천골신경이다. 중지는 피질 경로이다. 이 환자는 검지 경로와 중지 경로, 4지 경로와 5지 경로에서 병변이 시작되었다. 다른 경로에 비해 검지경로가 늦게 표출된 것이다.

발뒤꿈치 통증 심함.
왼쪽 뒤꿈치 통증이 줄었지만 오른쪽은 줄지 않고 끝남.

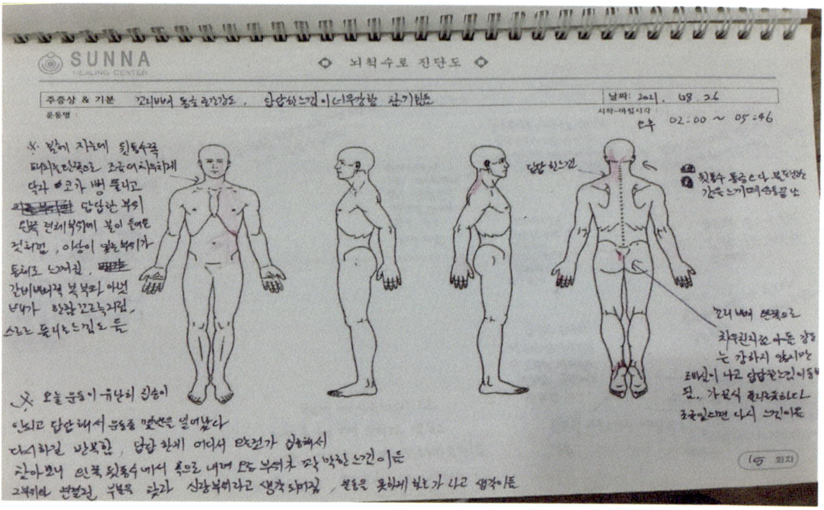


날　짜 : 2021년 8월 26일
시　간 : 오후 2시 - 5시 46분.
주증상 : 꼬리뼈 통증 중간 정도.
답답한 느낌이 너무 강함. 참기 힘듦
- 연수 호흡중추 부위 경직이 심해질 때 나타나는 증상.

왼쪽 목, 머리, 어깨 부위 답답한 느낌
- 머리 쪽 암의 발원처에서 나타나는 증상.

오른쪽 뒤통수 통증 오다 불편한 감을 느끼며 운동 끝냄.
꼬리뼈 왼쪽으로 치우친 점 아픔. 강도는 강하지 않지만 조바심이 나고 답답한 느낌이 동반됨. 가끔씩 풀리는 듯하다 조금 있으면 다시 느낌이 옴.
- 꼬리뼈 치료는 암이 없어지고 나서도 계속해야 한다. 조급해 하면 안 된다.

밤에 자는데 뒤통수 쪽 패치를 왼쪽으로 조금 더 치우치게 붙이자 코가 뻥 뚫리고 답답한 부위 왼쪽 전체 부위에 불이 들어온 것처럼 이상이 있는 부위가 통째로 느껴짐
- 패치를 제자리에 붙이면 치료 효과가 극대화된다. 패치 자리는 1cm를 벗어나면 효과가 떨어진다. 패치를 제자리에 붙이니 왼쪽 질병이 진행된 경로가 전체적으로 자극받는다.

갈비뼈 쪽 복부와 아랫배가 한참 꼬르륵거림. 스르르 풀리는 느낌이 든다.
- 치료가 제대로 되고 있는 것.

오늘 운동이 유난히 집중이 안 되고 답답해서 운동 중 몇 번을 일어났다 다시 하기를 반복함. 답답한 게 어디서 오는 것인가 집중해서 찾아보니 왼쪽 뒤통수에서 목으로 내려오는 부위가 꽉 막힌 느낌이 듬
- 연수부 경직 부위를 인식한 것.

그 부위와 연결된 부분을 느껴보자 신장 부위라고 생각됨. 운동을 못 하게 하는가라고 생각이 듬.

- 잘 관찰한 것임. 암의 원인처와 환부가 연결된 라인이 드러난 것.

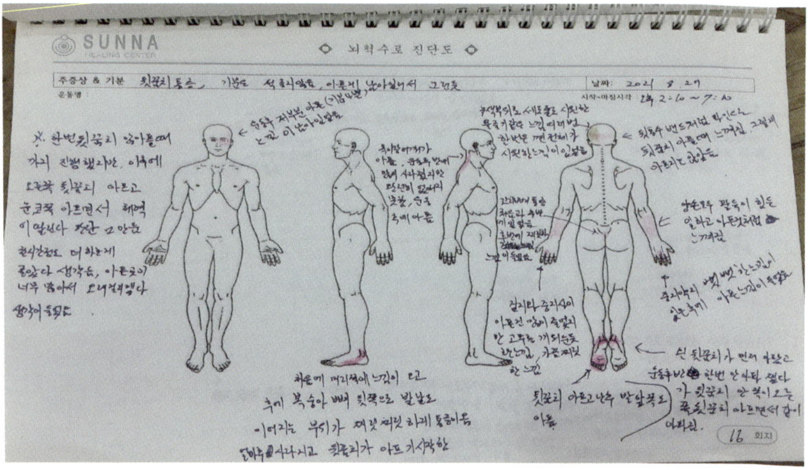


날　짜 : 2021년 8월 27일
시　간 : 오후 2시 10분 - 7시 10분.
주증상 : 뒤꿈치 통증. 기분은 썩 좋지 않음. 아픈 것이 남아 있어서 그런 듯. 한 번 뒤꿈치 안 아플 때까지 운동을 계속했지만 이후에 다시 오른쪽 뒤꿈치 아파오고 눈, 코 쪽 아프면서 체력이 달림. 한 시간 정도 더 하는 게 좋았다 생각이 듬. 아픈 곳이 너무 많아서 오래 걸리겠다 생각이 들었음.
왼쪽 눈 기분 나쁘게 아프고 운동 후에도 느낌이 남아 있었음
- 왼쪽 눈 환부가 암의 출발점이다.

오른쪽 어깨, 목 함께 아픔. 운동 후반에 많이 사라졌지만 완전히 없애지는 못했음. 운동 후에도 통증이 남아 있다
- 꾸준하게 하면 통증이 다스려진다.

왼쪽 뒤통수 시각피질 시원한 물줄기 같은 느낌이 여러 번 있었다. 한 번은 면 전체가 시원한 느낌이 있었다.
- 시각피질 훼손 부위 회복되고 있다.

왼쪽 오른쪽 뒤통수 넓적한 밴드 라인처럼 통증. 많이 아프지는 않았다.
- 많이 해소되었다.

양손 팔뚝, 힘든 일 하고 아플 때처럼 아팠다.
- 냉기 적체되어서 나타나는 증상.

꼬리뼈 통증이 처음과 후반부에 있었음. 후반에 찌릿한 느낌이 들었음.

왼쪽 검지와 중지 사이 아픈 건 많이 줄었지만 고무를 끼워둔 듯한 느낌
- 냉기 빠져나가고 피질 기능 살아나면서 생기는 증상.

가끔 찌릿한 느낌. 오른손 중지 약지 뻣뻣한 느낌이 있은 후에 아픈 느낌이 들었음
- 양손 모두 냉기가 빠져나가고 있다.

왼쪽 발목 바깥쪽 새끼발가락 쪽 발라인 처음에 머리 쪽에 느낌이 오고 후에 복숭아뼈 뒤쪽으로 발날로 이어지는 부위가 찌릿찌릿하게 통증이 옴

- 머리 쪽 방광경과 발 쪽 방광경 연결된 부위.

얼마 후 사라지고 뒤꿈치가 아프기 시작함.

왼쪽 발뒤꿈치 아프고 난 후 발 앞쪽도 아팠음

- 발등 쪽으로도 냉기가 빠져나간다.

왼쪽 뒤꿈치가 먼저 아프고 나서 운동 후반에 안 아파졌다가 뒤꿈치 안쪽이 오른쪽 뒤꿈치가 아프면서 같이 아파짐.

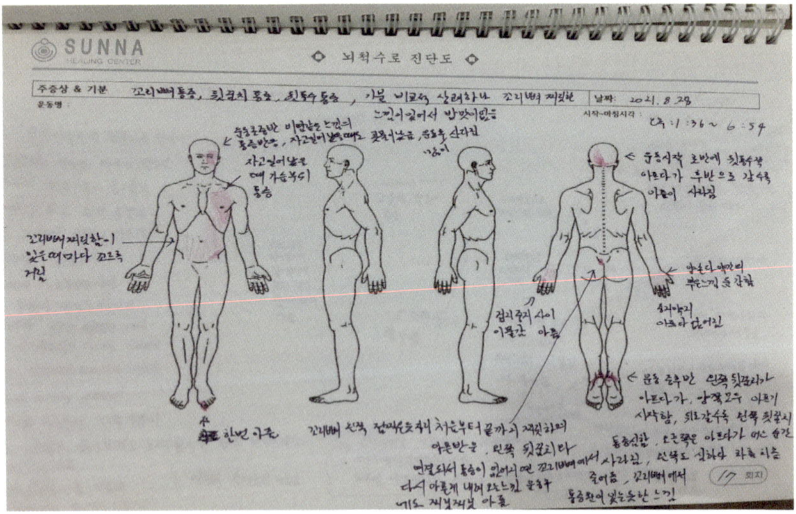

날　짜 : 2021년 8월 28일
시　간 : 오후 1시 36분 - 6시 54분
주증상 : 꼬리뼈 통증. 뒤꿈치 통증. 뒤통수 통증. 기분 비교적 상쾌하나 꼬리뼈 찌릿한 느낌이 있어서 밥맛이 없음.
운동 초반 비염 같은 느낌의 통증 왼쪽 눈, 얼굴, 광대뼈 나타남.
- 비염이 치료되면서 암이 치료된다. 수두바이러스가 치료되는 증상.

자고 일어났을 때도 콧물이 났음.
운동후 많이 사라짐.
- 비염치료가 잘되고 있는 것.

자고 일어났을 때 어깨 밑으로 가슴 부위 통증. 옆구리까지.
- 폐, 비장, 신장 환부 통증.

꼬리뼈에 찌릿함이 있을 때마다 오른쪽 배에서 꼬르륵 거림.
- 꼬리뼈의 찌릿함은 천골 교감신경이 항진될 때 나타나는 증상이다. 천골 교감신경이 살아나면 꼬리뼈가 치료된다. 천골신경이 영입하는 하복부 상태 개선되고 있는 것.

왼쪽 엄지발가락 한번 아픔.
- 비장, 신장에서 빠져나오는 냉기로 인한 자극.

꼬리뼈 왼쪽 점찍은듯한 자리 처음부터 끝까지 찌릿하며 아픔.
- 수두바이러스 배양 지점. 천골 교감신경 항진되면서 치료되

는 증상.

왼쪽 뒤꿈치와 연결되어서 통증이 없어지면 꼬리뼈에서 다시 아픈 것이 내려오는 느낌. 운동 후에도 찌릿찌릿 아픔.
- 꼬리뼈 치료 잘되고 있다.

왼쪽 머리 운동 시작 초반에 뒤통수 쪽으로 아프다가 후반으로 갈수록 아픔이 사라짐.
- 많이 좋아지고 있다. 머리부가 먼저 치료되면 암이 빨리 치료된다.

왼쪽 검지, 중지 사이 이물감 아픔.
오른쪽 중지, 약지 아프다 없어짐.
양손 모두 약간의 부은 느낌. 둔감한 상태.
- 머리 쪽이 치료되면서 빠져나오는 냉기가 양손으로 빠져나가고 있다.

발뒤꿈치 운동 중후반 왼쪽 뒤꿈치가 아프다가 양쪽 모두 아프기 시작함.
뒤로 갈수록 왼쪽 뒤꿈치 통증 심함. 오른쪽은 아프다가 어느 순간 사라짐. 왼쪽도 심하다 차츰차츰 줄어 듦.
꼬리뼈에서 통증원이 있는 듯한 느낌.
- 뒤꿈치 통증은 꼬리뼈와 머리부 방광경에서 빠져나오는 냉기 때문이다.

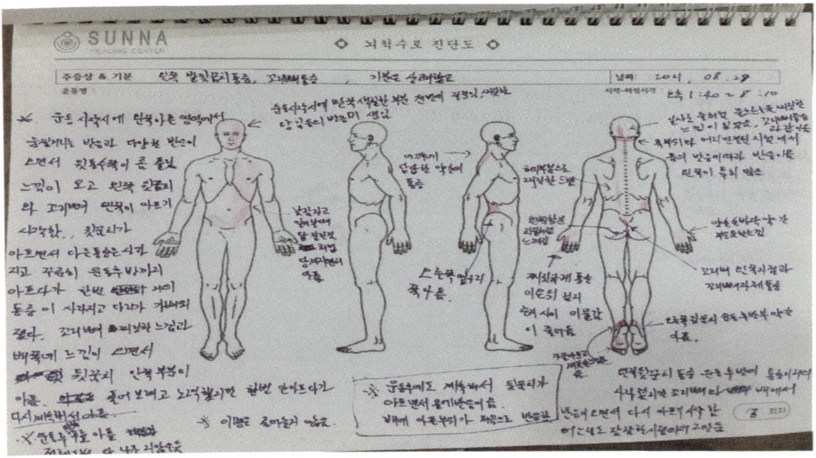


날　짜 : 2021년 8월 29일
시　간 : 오후 1시 40분 - 8시 10분
주증상 : 왼쪽 발뒤꿈치 통증. 꼬리뼈 통증. 기분은 상쾌했음.
- 비공상태가 좋아지면 기분이 좋다.

운동 시작 시에 왼쪽 아픈 영역에서 움찔거리는 반응과 다양한 반응이 오면서 뒤통수 쪽이 좀 풀린 느낌이 오고 왼쪽 뒤꿈치와 꼬리뼈 왼쪽이 아프기 시작함.
- 왼쪽 머리 환부 많이 좋아진 것.

뒤꿈치가 아프면서 다른 통증은 사라지고 꾸준히 운동 후반까지 아프다가 한번 거의 통증이 사라지고 다리가 가벼워졌다.
- 다리 쪽으로 빠져나가는 냉기가 적체되지 않고 빠져나가면 통증이 사라진다. 그러다가 환부에서 냉기가 많이 빠져나오면

다시 아파진다.

꼬리뼈 찌릿한 느낌과 배 쪽에 느낌이 오면서 뒤꿈치 안쪽 부분이 아픔.
- 신장 환부가 자극되면서 나타나는 현상. 신장 환부에서 냉기가 빠져나오면서 암이 줄어든다.

풀어보려고 노력했지만 한번 안 아프다가 다시 계속해서 아픔. 운동 후 왼쪽 무릎 아픔. 정체되어서 다 나가지 않은 듯.
- 신장 환부 치료가 잘되고 있다.

이명은 줄어들지 않음.
- 이명은 왼쪽 턱관절 수축된 것이 풀어져야 해소가 된다.

운동 후에도 계속해서 뒤꿈치가 아프면서 몸에 반응이 옴.
배에 아픈 부위가 처음으로 반응함.
- 신장의 암이 반응하는 것.

운동 시작시 에 왼쪽 이마, 측두엽, 눈, 코, 입술까지 전반에 꿀렁임. 찌릿함, 당김 등의 반응이 생김.
- 왼쪽 두부체감각계 훼손된 부위가 전체적으로 드러나는 것. 신장의 암이 치료되면서 나타나는 증상. 처음 진단도에 그려주었던 얼굴 그림의 상태가 그대로 재현된 상태이다. 이 부위 전체가 암의 발원처이다. 즉 퍼스트셀이 자리한 위치이다.

왼쪽 목에서 가슴, 갈비뼈, 옆구리, 아랫배로 이어지는 전체

라인 낮잠 자고 일어날 때 담 걸린 것처럼 당겨지면서 아픔.
- 암의 발원처에서 암이 전이된 경로가 전체적으로 드러난 것. 이때부터 암의 치료가 비약적으로 빨라진다.
이것이 뇌척수로 운동법만이 갖고 있는 독특한 자가 진단 방법이다.

오른쪽 어깨 답답함. 약간의 통증.
- 뇌줄기 연수부, 목신경에서 냉기 빠져나오는 증상. 이 부위는 치료가 많이 진행되었다.

오른쪽 옆구리 아픔.
- 오른쪽 신장에서도 냉기가 빠져나오고 있다.

목에서 왼쪽 허리 부분으로 이어지는 라인 찌릿한 느낌.
- 방광경 라인. 비염의 원인이 되었던 수두바이러스가 머리로 타고 올라온 경로이다.

왼쪽 뒤통수 일자로 줄처럼 물 흐르는 듯 찌릿한 느낌이 있었음. 꼬리뼈 통증과 같이 옴.
- 경직이 풀어지면서 나타나는 증상. 비염도 함께 치료된다.

목 부위와 머리 연결된 지점에서 몸의 반응에 따라 반응이 옴. 왼쪽이 특히 많음.
- 경추 1, 2번 상태. 목신경 훼손 부위.

왼쪽 항문 치질처럼 느껴짐. 꼬리뼈 왼쪽 지점과 꼬리뼈 전체 통증.
- 수두바이러스가 배양된 주머니가 왼쪽 항문 부위에 형성되어 있는 것. 그 주머니가 없어져야 비염이 완치되고 암이 치료된다.

양쪽 손바닥 약간 부은 듯한 느낌.
- 양 손바닥 피질 기능 회복되었다. 삼차신경 기능도 많이 회복되었다. 이렇게 되면 뇌줄기 망상체에 생체전기 공급이 원활하게 이루어진다.

왼손 검지 찌릿하게 통증이 온 뒤 검지와 중지 사이에 이물감이 줄어 듦.
- 삼차신경 중뇌핵, 주감각핵 기능이 살아났고, 피질 경로도 회복되었다. 세포 통신이 단절되었던 것이 다시 복구될 수 있는 환경이 만들어진 것. 얼굴 부위 치료가 빨리 이루어진다.

오른쪽 발뒤꿈치 운동 후반부에 약간 아픔.
왼쪽 뒤꿈치 통증. 운동 후반에 통증이 거의 사라졌지만 꼬리뼈와 배에서 반응이 오면서 다시 아프기 시작함. 어느 정도 잠잠한 시점에서 그만둠.
- 환부 개선이 이루어지면서 빠져나오는 냉기 때문.

왼쪽 발바닥 용천혈부위 가끔 아프고 찌릿한 느낌이 옴.
- 신장 환부 치료되는 증상. 아주 좋은 신호이다.

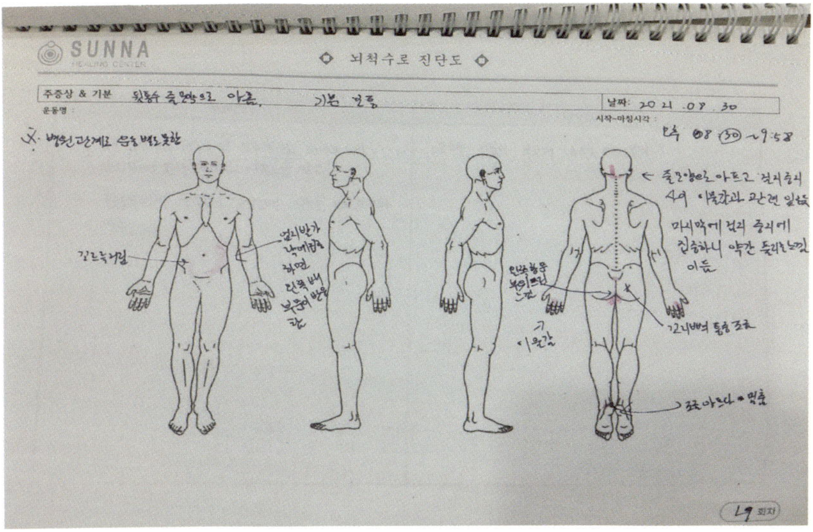


날　짜 : 2021년 8월 30일.
시　간 : 8시 30분 - 9시 58분.
주증상 : 뒤통수 줄 모양으로 아픔.
- 뒤통수 수두바이러스 감염된 부위 그대로 드러난 것.

기분은 보통. 병원 관계로 운동을 별로 못함.
아랫배 쪽으로 꼬르륵 거림.
엄지발가락에 집중하면 왼쪽 배 부분이 반응을 함.
- 엄지발가락 하지적핵경로, 천골신경 교감 라인, 천골신경 부교감 라인이 함께 반응하면서 나타나는 증상.

뒤통수 줄 모양으로 아프고 검지, 중지 사이 이물감과 관련 있는 듯.
- 제대로 인식한 것.

마지막에 검지, 중지에 집중하니 약간 풀리는 느낌이 듦.
- 스스로 치료방법을 체득해 가고 있다.

왼쪽 항문 부위 쓰린 느낌. 꼬리뼈 통증 조금.
- 수두바이러스 주머니가 자극받고 있다.

발뒤꿈치 조금 아프다 멈춤. 양쪽 검지 이물감.
- 부교감 기능 살아나고 삼차신경 중뇌핵 기능과 주감각핵 기능이 살아나고 있다.

왼쪽 신장 아픈 부위가 더 잘 느껴지고 더 아픈 느낌.
- 신장암 환부가 느껴지면 치료가 빨라진다.

샤워할 때 왼쪽 등허리가 아픈 느낌 받음.
- 좋은 현상이다.

항문 부위에 이물감이 있었는데 지금은 쓰릴 정도로 아픔.
- 이 통증이 사라지고 이물감이 없어지면 수두바이러스도 치료된 것이다.

운동 후 기분이 예전보다 조금 더 좋다.
- 비공 상태, 호흡 상태 많이 개선되었다.

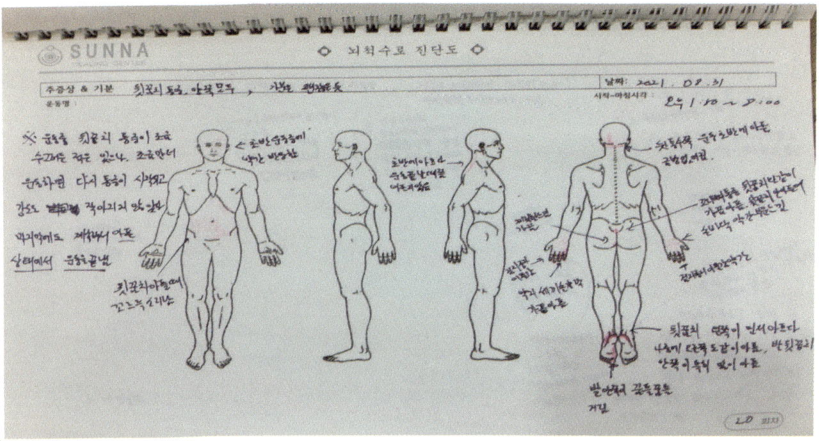


날　짜 : 2021년 8월 31일
시　간 : 오후 1시 50분 - 8시
주증상 : 양쪽 뒤꿈치 통증. 기분은 괜찮아진 듯.

운동 중 뒤꿈치 통증이 조금 수그러든 적은 있으나 시간이 지나면 다시 통증이 시작되고 강도도 작아지지 않았다. 마지막에도 계속해서 아픈 상태에서 운동을 끝냄.

왼쪽 얼굴, 이마, 눈 부위 운동 초반에 약간 반응함.
- 발원처 상태가 많이 좋아졌다.

아랫배가 뒤꿈치 아플 때 꼬르륵 거림.
- 천골부 자율신경 항진되면서 나타나는 증상. 천골 자율신경 간에 길항성이 회복되었다.

오른쪽 목, 어깨, 운동 초반에 아프다가 끝날 때쯤 아프지 않음. 뒤통수 쪽 운동 초반에 아픔. 금방 없어짐.
- 머리 쪽은 많이 개선되었다.

엉덩이 쪽 가끔 찌릿한 느낌.
꼬리뼈 통증 뒤꿈치와 같이 가끔 아픔.

뒤꿈치 안 아플 때 손바닥 약간 부은 느낌.
- 냉기가 줄어들면서 피질 기능이 회복된다.

오른손 검지 중지 이물감 약간.
왼손 검지 중지 이물감 있고, 약지 새끼손가락 가끔 아픔.
- 약지 쪽 자극이 생기는 것도 척수핵 경로가 회복되는 증상. 척수핵 기능이 살아나면 머리부와 천골부의 부교감신경 신호 전달 체계가 복구된다. 그렇게 되면 천골부 자율신경기능이 정상화된다. 새끼손가락 통증은 부신경과 어깨에서 나오는 냉기 때문.

발뒤꿈치 왼쪽이 먼저 아프다, 나중에 오른쪽도 같이 아픔.
발뒤꿈치 안쪽이 특히 많이 아픔.
- 방광경 라인.

발바닥 안쪽으로 엄지발가락 라인 꿈틀 꿈틀 거림.
- 신장 환부에서 빠져나오는 냉기가 하지적핵 경로와 피질 경로에 영향을 미친 것.

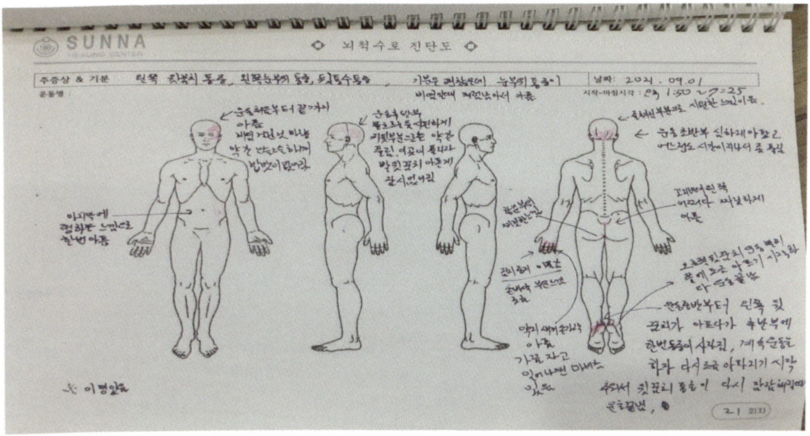


날　짜 : 2021년 9월 1일
시　간 : 오후 1시 50분 - 7시 25분
주증상 : 왼쪽 뒤꿈치 통증. 왼쪽 눈 부위 통증. 뒤통수 통증. 기분은 괜찮은데 눈 부위 통증이 비염일 때 처럼 남아서 아픔.
- 비염 치료되면서 나타나는 증상.

운동 처음부터 끝까지 왼쪽 머리, 이마, 눈 부위 아픔.
- 암의 발원처가 지속적으로 자극받는 것. 치료되면서 나타나는 증상이다.

비염 걸린 것처럼 약간 으슬으슬하며 밥맛이 없어짐.
- 비염이 치료되면서 비염 증상이 나타나는 것. 명현반응.

오른쪽 배꼽 옆으로 상행결장 마지막에 찡하는 느낌으로 한번 아픔.
- 오른쪽 신장에서 표출되는 냉기 때문.

왼쪽 측두엽 시각피질이 운동 후반부에 물 흐르듯 시원하게 귀 뒷부분으로는 약간 풀림.
- 측두엽 훼손부위, 시각피질 훼손부위 경직 풀어지고 있다.

이곳이 풀리자 발뒤꿈치 아픈 것이 잠시 없어졌음.
- 치료되고 있는 것.

뒤통수 전체가 시원한 느낌이 듦.
- 뒤통수 쪽은 많이 좋아졌다.

운동 초반부에는 심하게 아팠지만 어느 정도 시간이 지나서 풀림.
- 좋아지는 과정을 인식한 것.

항문 부위 찌릿한 느낌.
- 수두바이러스 배양처에서 나타나는 증상.

꼬리뼈 왼쪽 어쩌다가 찌릿하게 아픔.
- 바이러스들이 요동하는 것.

왼쪽 검지, 중지 이물감. 손바닥 부은 느낌 조금.
- 피질 경로 활성화되고 삼차신경, 미주신경 기능도 회복되었다.

약지, 새끼손가락 아픔. 가끔 자고 일어나면 마비감 있음.
- 척수핵, 부신경 경로로 엄청난 냉기가 빠져나오는 것. 냉기가 적체되어 있으면 마비감이 생긴다.

오른쪽 뒤꿈치 운동 마지막쯤에 조금 아프기 시작하다 운동을 끝냄. 왼쪽 뒤꿈치 바깥쪽 복숭아뼈 부위 운동 중반부터 아프다가 후반부에 잠깐 통증이 사라짐. 계속 운동을 하자 다시 조금 아파지기 시작함.
- 꼬리뼈 상태가 많이 개선되었다.

추워서 뒤꿈치 통증이 다시 잠잠해질 때 운동을 끝냄.
- 추위가 생기는 것도 환부에서 빠져나오는 냉기 때문이다.

왼쪽 귀 이명 계속 있음.
- 턱관절은 아직 교정이 안되었다.

※ 중간 정리

처음 진단도에서 나타났던 증상들이 전체적으로 표출되었다.
특히 암의 발원처와 진행 경로가 정확하게 드러났다.
전반적으로 발원처 상태는 완화되었고, 꼬리뼈 상태도 많이 개선되었다.
하지만 완전하게 치료된 것이 아니다.
도표에서 보았듯이 암이 시작된 지점에는 암이 없다.
암의 퍼스트 셀은 암세포가 아닌 것이다.
이와 같기 때문에 퍼스트 셀을 찾아내기가 대단히 어렵다.

본제진단법과 뇌척수로 교정운동을 통해 암의 발원처와 전이 경로를 알 수 있다.
현재 이 환자는 수술 날짜를 10월 22일로 연기해 놓은 상태이다. 8월 30일에 병원 진단 결과 암이 더 이상 전이되지 않아서 수술 날짜를 연기해 주었다 한다.
본래는 9월에 수술하기로 했었다.
운동 교정을 하루에 4시간 이상 하면서 치료 효과가 높아졌다.
9월 2일 자료부터는 아직까지 전해 받지 못했기 때문에 여기에서 마무리한다.
치료 가능성에 대해서는 상당히 긍정적이다.
이 상태로만 노력하면 수술을 안 하고도 치료가 될 것이다.

### (6) 암의 종류

현대의학은 암의 종류를 환부 중심으로 구분한다.
때문에 수많은 종류의 암이 있다.
우리나라 사람이 잘 걸린다는 5대 암에서부터 각종 희귀성 암까지 다양한 암들이 있다. 하지만 실상은 두 종류의 암이 있을 뿐이다.
암은 생성 원인과 생성 기간에 따라 전이성 암과 비전이성 암으로 구분된다.
전이성 암의 경우는 몸의 다섯 영역에서 동시다발적으로 생겨나고, 비전이성 암은 특정 영역에 국한되어 생겨난다.
비전이성 암도 시간이 길어지거나 환경이 갖춰지면 언제든지 전이성 암으로 변화될 수 있다.

전이성 암의 경우 환부 치료만으로는 암이 사라지지 않는다.
설령 환부상태가 완화되었다 해도 또다시 재발하기 때문이다.
수술을 통해 환부를 절제해도 암이 없어진 것이 아니다.
오히려 그 시점부터 다른 영역에서 생겨난 암이 비약적으로 성장한다.

비전이성 암의 경우는 단발성으로 시작된 암 들이다.
이런 암들은 수술만 해도 치료가 된다.
대부분 양성 암들이 비전이성 암이다.
악성 암이라도 대장암이나 위암, 유방암의 경우 초기이면 비전이성인 경우가 있다.
이런 경우는 수술만으로도 치료가 된다.
최근 미국에서 발표된 자료를 보면 암을 치료하기 위해서는 퍼스트 셀을 찾아서 치료해야 한다고 한다.
퍼스트 셀이란 최초로 생겨난 암세포라는 말이다.
퍼스트 셀을 찾아서 제거하면 재발도 되지 않고 전이도 차단된다는 주장을 아즈라 라자박사가 자신의 저서 <퍼스트 셀>을 통해 제시했다.
아즈라 라자박사는 세계적인 종양 전문가이다. 현재 콜롬비아대 의대 교수로 재직 중이다. 라자 박사는 암 치료의 패러다임을 바꿔야 한다고 말한다.
현재의 항암치료는 이득보다 고통이 더 크다고 말한다.
암을 치료하려면 환부 위주의 치료를 하지 말고 첫 세포를 찾아서 치료해야 한다고 말한다. 이 내용은 "조선비즈 2020. 11. 28일자 김지수의 인터스텔라"에 상세하게 실려있다.

필자의 견해로는 암세포의 퍼스트 셀은 암세포 이전의 상태라고 생각한다.
암 환자들을 진단해 보면 환부는 장부나 기관에 있지만 세포통신체계가 단절된 것은 머리부터 시작된다. 머리부 영역에서 세포통신이 단절되면 그 지점과 공명하는 몸통부나 천골부에서 암이 생기는 것이다.
암이 전이되어가는 양태도 공명점을 기점으로 전이되어가고 최종적인 전이처도 머리부의 시작점이다. 이런 결과를 놓고 볼 때 퍼스트 셀은 맨 마지막에 암이 형상화되는 자리라고 생각한다.
필자는 본제진단을 하고 나면 진단의 결과를 그림으로 그려주고 자세한 해석을 덧붙여준다. 그것을 문서로 만들어주고 환자에게 뇌척수로 운동을 시킨다.
처음 진단도를 받아든 환자에게 '당신 병의 원인은 머리부의 이 자리이다'라고 말해주면 어리둥절해 한다. 하지만 뇌척수로 운동을 하면서 몸에서 나타나는 반응을 느껴보면 그 말을 믿게 된다.
암 환자들이 뇌척수로 운동을 하게 되면 암이 생겨있는 자리와 암의 발원처가 서로 연결되어 있는 것을 몸의 감각을 통해 느끼게 된다. 대부분 통증으로 느끼는데 머리의 원인처도 통증이 느껴지고 환부에서도 통증이 느껴진다. 전이되어 온 경로와 전이되어질 경로도 통증으로 느껴진다. 그때 느껴지는 통증 부위를 그림으로 표시해 보면 처음 진단을 받을 때 그려주었던 그림과 똑같은 것을 알게 된다.
그때부터 환자들이 믿음을 갖게 된다.
치료 또한 그때를 기점으로 비약적으로 빨라진다.

암이 진행되어온 경로를 몸으로 자각하고 뇌척수로 운동과 전자약을 함께 운용하면 통증의 강도가 점점 줄어든다. 그러면서 암의 크기가 급속도로 줄어든다.
복강에 10cm 정도 되던 암이 2주 만에 만져지지 않을 정도로 줄어드는 것을 보았고 한 달 만에 뇌종양이 없어지는 것도 보았다.
전신에 암이 전이되었던 사람이 석 달 만에 암덩어리들이 사라지는 것도 보았다.
그야말로 기적처럼 암이 치료된다.
이렇게 암을 치료할 수 있었던 것은 암을 종류의 관점에서 바라보지 않았기 때문이다. 어떤 종류의 암이든지 발원처와 환부를 함께 치료하는 관점으로 바라보았기 때문에 이와 같은 성과를 이룰 수 있었다.
필자는 암을 무슨 암이라고 명명하지 않는다.
오로지 '발원처가 어디이고 환부가 어디이며 전이될 부위가 어디인가?'라는 관점으로 암을 바라본다.

## (7) 암을 치료할 때 나타나는 장애와 후유증 관리

암을 치료하면서 나타나는 장애는 여러 가지가 있다.
그런 장애를 통칭해서 데드 싸인이라 부른다.
데드 싸인에 천착되면 치료가 이루어지지 않는다.
어떤 사람은 처음부터 데드 싸인에 걸려서 치료를 못하는 사람도 있고, 어떤 사람은 치료가 잘 되고 있는 중간 과정에서 데드 싸인에 걸리기도 한다.

심지어는 치료가 끝난 다음에 데드 싸인에 걸리는 경우도 있다.
데드 싸인은 그 자체가 암이 생겨난 근본원인이다.
때문에 데드 싸인에 빠지면 언제든지 새로운 암이 시작될 수 있다.
진단을 통해 드러나는 결과는 데드 싸인으로 인해 생겨난 이상 증상이 생명 경로에서 나타나는 것이다. 때문에 데드 싸인을 극복하지 못하면 암을 치료하지 못한다.
데드 싸인은 환자마다 각기 다른 형태로 나타난다.
어떤 경우는 가족 간의 관계가 데드 싸인이 되기도 하고, 어떤 경우는 주변 사람들간의 관계가 데드 싸인이 된다. 환자의 성격과 습관이 데드 싸인이 되기도 하고, 먹거리와 환경이 데드 싸인이 되기도 한다. 심지어는 치료법을 선택하는 것 자체가 데드싸인이 되기도 한다.
환자들과 함께 생활을 하다 보면 각자가 갖고 있는 데드 싸인을 보게 된다.
그때마다 환자에게 그것이 데드 싸인이라고 설명해 준다.
그렇게 해도 데드 싸인에서 벗어나지 못하는 사람들이 있다.
그런 경우에는 더 이상 치유가 진행되지 못한다.
그동안 겪었던 몇 가지 사례를 말씀드리면서 데드 싸인을 극복하는 방법에 대해 설명해 보겠다.

2013년도 그 해 2월 달에 닥터도드리의 원형인 환원 전자 공급장치가 만들어졌다.
무한동력을 개발하면서 만들어진 전기 생성 장치가 치료 효과가 있는 것을 발견한 것이다. 서둘러 특허 출원을 하고 의료기로 등록한 후에 일반 판매가 시작되었다.

의료기 명칭은 <닥터 도드리>였고, 사용목적은 통증 완화로 허가되었다.
그 당시 여러 명의 의사들이 필자의 수업을 받고 있었기 때문에 병원에서 통증 치료기로 사용되었다. 매주 목요일 수업을 하면서 사용 후기를 들어보니 놀라운 결과가 나왔다. 그동안 치료되지 않았던 난치병들이 치료되고 특히 암 통증이 다스려지면서 암의 크기가 현저하게 줄어든다는 것이다.
그때부터 필자는 질병의 치료와 환원 전자의 상관 관계에 대해 연구하기 시작했다.
그 시기에 이미 본제의학의 진단체계가 완성되어 있었고, 다양한 명상치료 기법들이 개발되어 있었다.
'닥터 도드리'는 치료법을 연구하고 치료 효율을 높이는데 일대 혁신을 가져왔다.
그 과정에서 암에 대한 치료체계가 정립되고 300여 종류의 난치병에 대한 치료 매뉴얼이 만들어졌다.
그 무렵, 회원병원에서 치료받던 환자들 중에 명상치유를 원하던 환자들이 있어서 함께 생활하게 되었다. 대부분 말기 암 환자들이었다.
암 환자에게 나타나는 데드 싸인이 있다는 것을 그때 알게 되었다.
당시에 다섯 명의 환자가 명상치유에 참석했다.
1. 난소암에서 발병해서 대장 전이, 복막 전이, 방광 전이, 임파 전이, 유방 전이 된 환자,
2. 유방암 초기 환자,
3. 간암에서 발병해서 뼈 전이가 된 환자,
4. 간암에서 발병해서 팔뼈로 전이 된 후에 팔뼈를 잘라내는

수술을 한 환자,
5. 요도암에서 발병해서 성기로 전이된 환자

1번 환자는 아는 지인의 소개로 명상센터를 방문했다.
병원에서는 2개월을 넘기기 어렵다고 했다.
자식이 공무원이 되어 두 달 뒤에 임용이 되는데 그때까지만 살게 해달라고 했다.
그분은 자신의 배를 보자기로 묶어서 왔다. 암들이 너무 커져서 배를 묶지 않으면 쳐지기 때문에 어쩔 수 없다는 것이다.
보자기를 풀어보니 정말로 배가 남산만 했다.
다른 환자들도 그 배를 보고 깜짝 놀랐다.
진단을 해서 발원처를 찾고 치료를 시작했다.
그 환자는 닥터 도드리를 20개 구입했다.
두 시간에 열 개씩 교대로 부착하고 뇌척수로 운동을 시작했다.
남편이 간병을 했는데 지극정성을 다했다.
첫날부터 통증이 사라졌다.
치료기를 붙이고 두 시간 뒤부터 통증이 사라졌다.
하지만 뇌척수로 운동을 할 때는 다시 통증이 생겼다.
진단도와 통증 부위를 비교해 주면서 그 부위가 암이 퍼져있는 자리라고 말해 주었다.
운동 명상을 계속하면 통증이 줄어든다고 하니 그 말을 믿고 더욱더 열심히 수련했다. 운동 명상은 오전 두 시간, 오후 두 시간을 했다.
운동시간이 길어질수록 통증이 줄어드니 틈만 나면 운동을 했다.
일주일이 지나자 배가 반으로 줄어들었다.
3일째부터 배에서 꾸룩꾸룩 하면서 뭔가가 흘러내리는 느낌이

든다고 하더니 일주일 만에 배가 반으로 줄어든 것이다.
곁에 있던 환자들이 그 배를 보고 놀라워했다.
그때부터 환자들 간에 운동하는 경쟁이 벌어졌다.
운동이 끝나고 나면 운동 중에 일어났던 증상에 대한 체험담을 나누면서 서로에게 위안을 주었다.
2주 후 환자의 배가 정상으로 돌아왔다.
아니 정상이 아니라 미스코리아 배처럼 날씬해졌다.
뜀박질을 해도 괜찮을 정도로 체력도 회복되고 운동 중에도 통증이 느껴지지 않았다.
처음 보는 사람들은 그 사람이 말기 암 환자라고 상상도 못했다.
그 시점에서부터 데드 싸인이 나타났다.
이 분은 지나치게 이기심이 강했다.
식탐도 유난하게 강해서 다른 환자와 나눠먹을 간식을 혼자서 독차지했다.
그렇게 되자 다른 환자들이 불편해했다.
나중에는 다툼까지 일어났다.
죽음을 목전에 두고 세상의 끝자락에 서 있는 사람이 암 환자이다.
그런 사람들이 서로에게 배려하지 못하고 다투는 것을 보고 회의가 일었다.
그런 상태로 2주가 지났다.
환자의 상태는 더할 나위 없이 좋았다.
오히려 암에 걸리기 전보다 컨디션이 좋다 한다.
하지만 환자들 간에 감정의 골은 더욱더 깊어졌다.
환자들 중 한 분이 그런 갈등 때문에 퇴소를 했다.
그날 저녁 환자들을 모아 놓고 데드 싸인에 대한 강의를 했다.

특히 해당 환자의 이기심과 식탐, 구설을 양산하는 습관에 대해 지적하고, 그 습성에서 벗어나야 한다고 말씀드렸다.
본인도 잘못을 인정하고 노력해 보겠다고 했다.
그로부터 삼일 뒤에 환자에게 퇴소를 권유했다.
건강도 이미 회복되었고 혼자서도 자기 관리를 할 수 있을 만큼 프로그램도 숙지했기 때문이다. 아쉬워했지만 환자도 퇴소에 동의했다.
환자를 내보내면서 당부의 말을 전했다.
"암의 완치는 앞으로 3년 동안 지금과 같은 관리를 해야 이루어집니다. 그러니 댁에 가셔서도 치료기를 부착하고 뇌척수로 운동을 두 시간 이상 하십시오.
그리고 반드시 데드 싸인을 제도해야 합니다. 그렇지 않으면 다시 재발될 수 있습니다." 그러마하고 약속을 한 뒤에 퇴소를 했다.
차를 타고 가는 모습을 배웅하면서 씁쓸한 마음이 일어났다.
마음이 편치가 않았다.
두 달 뒤쯤 해서 보호자로부터 연락이 왔다.
집에 내려와서 스트레스를 받으면서 소변이 잘 안 나온다는 것이다.
병원에 갔더니 항암치료를 하자고 해서 그렇게 하기로 했다는 것이다.
환자의 선택이니 어쩔 수 없었다.
3년이 지난 뒤에 환자를 만났더니 그때까지도 항암을 하고 있었다.
그동안 취직했던 자식이 결혼도 하고 손주까지 보았다 하면서 고마워했다.

하지만 몸 상태는 안 좋았다.
처녀 몸처럼 날씬해졌던 몸이 전체적으로 부어 있었다.
아마도 이것이 환자를 보는 마지막이라는 생각이 들었다.
그로부터 2년 뒤 어느 날 환자가 임종했다는 소식이 들려 왔다.
결국엔 스스로가 갖고 있던 데드 싸인을 극복하지 못한 것이다.
안타까운 마음에 왕생극락을 기원하며 기도를 드렸다.

2번 환자는 회원병원 의사의 소개로 센터를 찾아왔다.
유방암 초기 환자로 오른쪽 유방에 2층 구조로 암이 형성되어 있었다.
크기는 약 2.5cm 정도였고 다른 부위로 전이는 되지 않았지만 폐로 전이될 가능성이 있었다. 중입자치료를 받아보려고 검사를 했다가 불가하다는 판정을 받고 수술 결정을 하지 못해서 센터를 찾아왔다.
뇌척수로 풀 검사를 하고 본제진단을 해보니 암의 발원처와 진행경로가 드러났다.
이 분은 오른쪽 대뇌피질이 훼손되어 있었고 오른쪽 시각 경로가 수축되어 있었다.
삼차신경 중뇌핵이 경직되어 있고, 미주신경이 지나치게 항진되어 있었으며, 횡격막신경이 수축되어 있었고, 천골신경 부교감 체계가 항진되어 있었다.
교감신경 기능이 저하되어 있고, 아드레날린 분비가 잘되지 않았다.
부신수질 위축증에다가 뇌하수체 호르몬 분비 기능이 저하되어 있었고, 갑상선 기능 저하증이 있었다. 몸의 체온은 전반적으로 떨어져 있는 상태, 면역력도 떨어져 있었다.

암의 발원처는 중뇌 시각 경로였고, 진행 경로는 미주신경과 횡격막신경이었다.
삼차신경 중뇌핵 수축이 미주신경과 횡격막신경을 수축시키고, 그 과정에서 두부체감각계가 훼손되면서 갑상선기능 저하증이 생기고, 아드레날린 분비가 저하되었다.
그 결과로 흉부의 세포 통신이 단절되면서 유방에서 암이 생긴 것이다.
이 분은 본래 치밀유방을 갖고 있었다.
자매들도 치밀 유방을 갖고 있었는데 두 분이 모두 유방암에 걸렸다.
이런 가족력이 있기 때문에 본인은 유방암에 안 걸리기 위해 6년 동안 예방치료를 했다.
그야말로 좋다는 것은 다 해보고 철저하게 몸 관리를 했지만 결국엔 암에 걸린 것이다. 참으로 안타까운 일이었다.
치료기 10대를 구입해서 붙이고 뇌척수로 운동을 시작했다.
이 분 같은 경우는 폐로 전이되는 것을 막고 암을 줄이는 것이 일차적인 목표였다.
운동이 끝나면 그날에 나타났던 증상에 대해 토론을 하면서 증상의 원인에 대해 설명해 주었다. 어느 날 운동을 하는 중에 고춧가루에서 나는 매운 내가 올라왔다는 말씀을 하셨다.
그 증상은 유방의 암이 폐로 전이되는 양상이었다.
유방의 암이 폐로 촉수를 뻗으면 폐가 암의 촉수를 거부하면서 매운 내를 내보낸다.
본제 진단법 중에 냄새 진단법이 있다.
폐가 안좋은 사람은 몸에서 매운 내가 난다.
위급한 상황이었다.

그래서 있는 그대로 상황을 설명하고 대책을 상의했다.
그 당시 1번 환자가 급속도로 좋아지던 시기였다.
때문에 2번 환자도 자신의 치료에 희망을 갖고 있던 때였다.
일단은 정기 검사일까지 한 달 정도 날짜가 있으니 그때까지 명상 프로그램을 계속해 보고 싶다고 했다.
대신 아침, 저녁으로 몸 상태를 진단해 주기로 했다.
그 뒤로 이틀 동안 냄새가 올라오다가 없어졌다.
유방의 암은 안정을 찾아가고 있었다.
어느 날 환자와 산책을 하는데 머릿속에서 목소리가 들렸다.
"너는 상관하지 마. 이 사람은 우리가 데려갈 거야."
"누구신가?" 내가 물었다.
그랬더니 영어로 된 이름을 말했다.
그날, 2번 환자의 데드 싸인이 처음 나타났다.
가끔 외부의 영혼이 환자의 데드 싸인으로 나타나는 경우가 있었다.
몇 년 전에는 간암 환자가 센터에서 요양을 하고 있었는데 저승사자가 나타나서 애쓰지 말라고 말해 주었다. 왜 그러냐고 물었더니 이 사람은 한 달 뒤에 죽는다는 것이다.
그래서 가족들을 모아놓고 상의를 했다. 환자 본인은 집에 내려가서 임종을 맞고 싶다고 했다. 그 환자는 한 달 뒤에 영면에 들었다.
그런 경험이 있었기 때문에 그날 겪었던 일이 크게 대수롭지는 않았다.
환자에게 머릿속에서 들려왔던 소리에 대해 말해 주었다.
"저는 얼마나 살 수 있다고 하나요?"
서글픈 눈으로 나를 바라보며 환자가 물었다.

"2년이랍니다."
"그때까지 최선을 다해보면 안 될까요?"
"그래야지요. 그것은 꼭 정해진 것은 아닙니다."
한 달 뒤 정기 검사를 받기 위해 서울로 올라갔다.
검사 결과는 그 상태 그대로였다.
나빠지지도 않고 좋아지지도 않은 상태라고 하는데 내 마음이 무거웠다.
올라간 길에 기존에 다니던 한방병원에서 며칠 치료받고 온다고 해서 그러라고 했다.
며칠 만에 진단을 해보니 몸이 더 나빠져 있었다.
어떤 치료를 받았느냐고 물어보니 산삼약침하고 마사지 치료를 했다고 한다.
산삼약침을 암 환부에다 직접 주사하는 것은 잘못된 치료법이다.
더군다나 유방암의 경우는 환부를 주무르거나 지나치게 자극하면 안 된다.
마사지를 하면서 환부를 자극하면 암이 부풀어 오르면서 더 커지게 된다.
암이 세력을 키울 때는 엄청난 냉기를 품어 낸다.
에어컨 바람보다도 더 차가운 냉기가 환부에서 폭사되고 손발로 그 냉기가 빠져나간다. 본제 명상을 수행한 사람들은 그 냉기를 촉감으로 느낄 수 있다.
이날 2번 환자의 몸에서도 엄청난 냉기가 품어져 나왔다.
명상을 시키면서 냉기를 해소시킨 후에 한방병원과 어떻게 인연이 되었는지 물어보았다. 유방암 예방 프로그램에 참여하면서 인연이 되었고, 3년째 그 병원에 다니고 있다 했다. 유방암은 1년 전에 발견되었는데 예방프로그램을 했는데 왜 암이 생겼느냐고 의사에게 물어보니 그런 경우도 있다 하면서 치료할 수 있으니 믿고 맡겨보라고 하더라는 것이다. 그래서 지금까지 그 의사의 처방대로 치료하고 있다는 것이다.
그 말을 들어보니 어이가 없었다.
암이 생기지도 않았을 때부터 예방치료를 했는데도 효과가 없었는데 암이 생긴 후에 암을 치료하는 것이 어떻게 가능하단 말인가?
잠깐만 생각해 보아도 판단할 수 있는 일을 환자나 가족들은 놓치고 있었다.
더군다나 그 병원의 치료법은 유방암을 더 키워가는 잘못된 방법이었다.
환자에게 그 병원 치료를 중단하고 수술할 것을 권해 드렸다.
지금 상태에서 수술을 하고 원인 치료를 하게 되면 환자의 생명에는 지장이 없기 때문이다. 하지만 환자는 그 권유도 듣지 않았다.
본인은 그 의사와의 신의를 저버릴 수 없다는 것이다.
이것이 이 환자가 갖고 있는 두 번째 데드 싸인이었다.
그로부터 한 달 뒤에 환자가 퇴소했다.
환자를 보내면서 다시 한번 간곡하게 얘기했다.
그 의사와의 관계가 환자에게는 가장 큰 데드 싸인이니 그 관계에서 벗어나라고...
어찌 보면 암 환자에게 있어 현대의학의 암 치료 체계는 가장 큰 데드 싸인일 것이다.
그런데도 수많은 환자들이 기존의 의료체계가 제시하는 치료 매뉴얼에 따라 암 치료를 받고 있다. 환자들에겐 또 다른 선택지가 없다.

필자를 만나는 환자들은 그래도 진단이라도 받고 원인 치료에 대한 대안을 제시받는다. 하지만 그마저도 가족들의 반대에 부딪혀서 제대로 실천을 하지 못한다.
암 환자에게 가장 큰 데드 싸인으로 작용하는 것이 현행 의료 체계라면 그다음이 가족 관계이다. 가족들은 저마다 갖고 있는 지식과 소신에 입각해서 환자에게 치료방향을 강권한다. 대부분 현행 의료체계를 맹신해서 무조건 병원에서 제시하는 대로 따라간다. 하다 하다 안 되면 그제야 다른 방법을 찾아본다. 하지만 그때는 이미 늦은 때이다.
아무도 그 결과를 책임지지 않는다.
병원도 책임지지 않고 가족들도 책임질 수 없다.
오로지 환자 자신의 몫이다.
2번 환자의 소식은 그 뒤로 듣지를 못했다.
수술을 하고 사후 치료를 받았기를 기원할 뿐이다.

3번 환자는 70대 노인이었다.
회원 병원의 소개로 센터를 방문했다.
간암에서 시작돼서 고관절 전이가 진행된 환자였다.
극심한 통증에 시달리고 있는 상태였다.
천골과 고관절, 대퇴골 쪽에 통증이 극심해서 통증 치료를 위해 센터를 방문했다.
치료기 10대로 다섯 대씩 교대로 붙이면서 통증을 다스렸다.
통증은 수월하게 다스려졌다.
이분은 차분한 성품을 갖고 있었다.
남편분과 같이 센터에 입소해서 생활을 했는데 말수도 적고 행실도 단아했다.

조선시대 양반집 규수가 저런 모습일 거야.
센터 관리자들도 한결같이 칭송이 자자했다.
입소 후 프로그램에 참여하면서 급속도로 건강이 회복되었다.
통증도 완전히 없어지고 암도 줄어드니 얼굴에 화색이 돌았다.
남편분은 필자를 볼 때마다 감사의 인사를 건넸다.
그렇게 두 달이 흘렀다.
그 무렵 1번 환자와 2번 환자가 입소했다.
처음에는 언니, 동생 하며 사이가 좋았다.
하지만 1번 환자의 이기심이 발동되고부터는 사이가 안 좋아졌다.
이분에 데드 싸인이 나타난 것은 그 무렵이었다.
성품이 곧고 완고한 분이었기에 다른 사람의 부당한 처세를 못 견뎌했다.
처음에는 잠시 집에 다녀오겠다 하시면서 며칠 외출을 하셨다.
실상 그때 이미 마음이 상해 있었는데 내색을 하지 않고 자리를 피한 것이다.
삼일 뒤에 돌아왔는데 그때는 통증이 다시 재발된 상태였다.
서둘러 치료를 재개했지만 불편한 마음은 바뀌지 않았다.
며칠 뒤에 상담 요청이 있어서 자리에 마주 앉았다.
그때 처음으로 환자들 간의 불편한 관계에 대해서 말씀을 하셨다.
이 분한테는 1번 환자만 불편한 것이 아니었다.
2번 환자도 불편했고, 4번 환자도 불편했다.
심지어는 관리자들도 불편했다.
말씀을 듣고 나서 그것이 환자에게 나타나는 데드 싸인이라고 말씀드렸다.

평소 데드싸인에 대해 강의를 들었기 때문에 쉽게 받아들였다.
하지만 습관이 고쳐지지는 않았다.
워낙 오랫동안 갖고 왔던 관념이기 때문에 노력을 해도 안 되는 것이다.
점차로 스트레스가 쌓여지면서 통증이 생기기 시작했다.
환자들하고 떨어져서 혼자 운동을 하다 보니 집중력도 떨어지고 통증이 생기니 다른 환자에 대한 불만이 더 커졌다.
결국엔 퇴소하기로 결정하고 마지막 인사를 청했다.
참으로 안타까웠다. 환자 본인도 어쩌지 못하는 자신에 대해 속상해했다.
한 달 쯤 지난 뒤 남편분한테서 연락이 왔다. 환자가 보고 싶어 한다는 것이다.
환자를 만나러 가는 길에 치료기 2대를 새로 만들어 갔다.
통증이 심해져 있을 것 같았기 때문이다.
한 달 만에 환자의 체중이 급격하게 빠져 있었다.
온몸의 기력이 이미 쇠해진 상태, 새로 만든 치료기를 부착해도 통증이 다스려지지 않았다. 마지막 인사를 했다.
그 망연한 눈빛과 가녀린 숨결, 통증이 올라올 때마다 몰아쉬는 숨소리가 내 가슴을 짓눌렀다. 며칠 뒤 임종하셨다고 연락이 왔다.
49일 동안 망자를 위한 기도를 올렸다.
요즘도 가끔씩 남편분과 통화를 한다.
내 마음속에 남아 있는 그분은 항상 곱고 단아하다.
4번 환자는 간암으로 발병해서 팔뼈로 전이된 상태였다.
어깨 밑으로 팔뼈 일부를 잘라내는 수술을 받았지만 극심한 통증 때문에 일상생활이 불가능했다. 남편분이 환자를 모시고 센터에 내방했다.
처음에 치료기 4대를 부착했지만 통증이 잡아지지 않았다.
여덟 대를 붙이고서야 통증이 완화되었지만 완전하게 잡아진 것은 아니었다.
운동 명상과 발성 명상을 병행하면서 통증이 잡아지고, 일상생활을 무난하게 할 정도가 되었다. 한 달 뒤 혼자 있는 남편을 돌봐야 한다면서 귀가를 했다.
며칠 만에 돌아온 환자는 다시 통증에 시달리고 있었다.
귀가하기 전에는 얼굴의 기미를 제거한다면서 마스크팩을 붙이고 명상을 하던 분이 며칠 만에 나빠져서 돌아오니 한편으로는 마음이 상했다.
남편분에게 물어보니 집에 내려와서 농사일을 도왔다는 것이다.
참으로 안타까웠다. 노동할 만큼 회복되지도 않았는데 무리를 하다 보니 통증이 재발한 것이다. 치료기를 보강하고 며칠 동안 명상을 하면서 통증이 잡아졌다.
남편은 내려가면서 절대로 집에 내려오지 말고 여기 있으라고 신신당부를 했다.
하지만 몸이 편해지면 집 걱정이 시작되었다.
환자분과 남편은 유난히 금슬이 좋았다.
남편분이 환자를 배려하는 마음도 그렇고 환자가 남편을 생각하는 것도 그랬다.
아프지만 않으면 부러울 것이 없는 잉꼬부부였다.
연세가 70대 초반인데도 그렇게 서로에게 애틋하니 그 모습이 참으로 아름다웠다.
이분에게는 남편에 대한 애틋함이 데드 싸인이었다.
결국에는 2개월 뒤에 퇴소를 하셨다.

그로부터 4개월 뒤 남편분에게서 부고가 왔다.
돌아가신 뒤에도 한참 동안 그분이 기억에 남았다.
기미가 없어졌다고 해맑게 웃던 모습이 눈에 선하다.

5번 환자는 요막관에서 암이 발병했다.
희귀암이라 여러 병원에서 진행하는 임상 프로그램에 참여했는데 결국에는 성기와 방광으로 암이 전이되었다.
1번 환자가 몸이 좋아지면서 센터를 소개했다.
내왕할 당시에는 10m도 걷지 못했다. 부인이 운전을 해서 센터를 방문했다.
나이는 40대 초반, 자녀가 둘이 있었는데 초등학생이었다.
증상은 극심한 통증, 마약 패치를 붙이고 진통제를 먹어도 통증이 가라앉지 않았다.
정신도 몽롱한 상태가 대부분이고 혼자서는 화장실 가는 것도 힘들어했다.
도드리 6대로 통증케어를 시작했다.
하지만 극심한 통증만 해소될 뿐 80%의 통증이 남아 있었다.
당시 필자가 사용하던 통증 치료기는 3V, 0.5mA의 미세전류를 사용하고 있었다. 그 범위에서 통증이 다스려지지 않으니 볼트 값을 5V로 올렸다.
그랬더니 통증이 다스려지는 시간이 좀 더 길어졌다.
유의미한 성과가 있었지만 완전하지가 않았다.
100% 통증이 잡아지지 않는 것이다.
그래서 암페어를 1mA로 올렸다. 그랬더니 통증이 잡아졌다.
이 환자의 경우 1.5mA에서 통증이 잡아졌다.
입소한지 1주일 만에 통증을 잡고 마약 진통제를 끊기 시작했다.

이 환자의 경우는 이미 마약에 중독되어 있었다.
마약 진통제를 끊고 일주일 동안 어마어마한 금단증상을 겪었다.
지켜보기도 안쓰럽고 본인도 힘들었지만 그래도 통증이 없기 때문에 그 시간들을 극복할 수 있었다.
입소한지 2주 만에 처음으로 산책을 했다.
센터 안에 산책길을 1km 정도 걸은 것이다.
본인도 신기해하고 부인도 눈물을 훔쳤다.
그 이튿날 부인은 내려가고 본인만 남았다.
그때부터 운동 명상에도 참여하고 다른 환자들하고 나눔의 시간도 가졌다.
며칠 뒤부터는 산책길을 달리기 시작했다.
체력도 부쩍부쩍 좋아져서 탄탄한 몸매를 갖게 되었다.
그분의 부인은 공장에서 일을 하고 있었다.
남편이 몇 년 동안 병고에 시달리니 부인이 대신 경제활동을 해야 했던 것이다.
건강이 회복되니 가정사가 근심이 되었다.
이 상태로 생활에 복귀하면 다시 재발하지 않는지 궁금해했다.
재발하지 않으려면 최소한 3년 동안 지금처럼 관리해야 한다고 했더니 반드시 지키겠다고 약속하고 퇴소를 했다.
이분 같은 경우는 가장으로서의 책임이 데드 싸인이었다.
내려가기 전에 통증을 치료할 수 있도록 사용하던 기기들을 챙겨 주었다.
간간이 들려오는 소문으로는 건강하게 잘 지내고 있다 한다.
참으로 감사한 일이다.

그해 환자들과 함께하면서 각양 각색의 데드 싸인을 접한 이

후로 새로운 환자들을 접할 때는 진단의 항목에 데드 싸인을 첨부시켰다.
프로그램을 진행하면서 데드 싸인이 나타나면 그때그때 지적해 주고 최선을 다해서 벗어날 수 있도록 보살피고 배려했다.
최근 3년 동안 본제의학 센터에서 진행하는 프로그램에 참여한 암 환자들의 치료율은 90% 이상이다.

암 치료시에 나타나는 또 하나의 장애는 혈전증이다.
방사선치료를 할 때나 항암을 할 때 대량의 혈전이 발생한다.
이때에 생겨난 혈전이 머리로 올라가면 중풍이 된다.
혈전의 원인은 죽은 암세포나 훼손된 정상 세포들이다.
개중에는 살아있는 암세포들이 섞여 있다가 전이를 일으키는 원인이 된다.
암 치료를 하면서 사후관리를 할 때 반드시 병행해야 하는 것이 혈전 치료이다.
혈전용해제를 처방받아서 복용해도 되고 좀 더 효율적으로 치료하기 위해서는 도드리 치료와 해령천다 요법을 병행하는 것이 좋다.
닥터 도드리는 혈전을 용해시키는 기본적인 기능이 있다.
이는 미세전류가 갖고 있는 치료 기능 중의 하나이다.
해령천다란 필자가 개발한 식품이다.
면역조절 효과와 혈전 용해 효과가 뛰어나서 암의 사후관리 프로그램에 필수적으로 쓰인다. 해령천다의 면역조절 효과는 자가면역질환을 치료할 만큼 획기적이다.
류머티즘에서부터 전신경화증, 루프스, 섬유종을 치료하는 효과가 있다.

해령천다의 혈전 용해 효과는 아스피린보다도 탁월하다.
그러면서도 위장장애를 촉발시키지 않기 때문에 아스피린보다 훨씬 더 안전하다.
해령천다에는 '아미노글리코아미칸'이라는 항암물질이 다량으로 함유되어 있다.
향후 제약으로 개발되면 여러 가지 질병을 치료하는 데 도움이 될 것이다.
해령천다의 제조법은 2021년 현재 세계 11개국에 특허로 출원되어 있다.
해령천다 요법은 찜질요법이 병행된다.
그럴 경우 골수에 박혀있는 냉기까지 제거해 주는 놀라운 효과가 나타나고 중풍을 치료한다. 국내 특허에는 18가지 병증을 치료하는 물질로 등록되어 있다.

## 맺음말

우주는 생명이다.
생명은 한 송이 꽃이다.
수많은 꽃 중에 한 가지 꽃.
그것이 인간이다.

바람과 구름과 비.
꽃은 더욱더 아름다워진다.
아름다움을 피우기 위해 노력하는 삶.
그 삶에 찬사를 보낸다.

병은 장애가 아니다.
병으로 인해 내 속을 들여다본다.
내 안에 성스러움이 발현된다.
서로 의지해서 생명으로써 온전함을 갖춰가는 것.
그것이 치유의 여정이다.

2021. 9. 7.
선나에서 구선.

# 암의 진단과 치유(본제의학 질병원리1)

1판 1쇄 인쇄일　2021년 10월 1일
1판 1쇄 발행일　2021년 10월 1일

지은이　구선
본문 그림　구선
편집　이진화 김우담
교정 교열　권규호

펴낸 곳　도서출판 연화
주소　경상북도 영양군 수비면 낙동정맥로 2632-66
전화　02) 766-8145
출판등록일　2005년 11월 2일
등록번호　제 517-2005-00002호

ISBN　979-11-972118-4-3